DES
CORPS FIBREUX DE L'UTÉRUS

ET EN PARTICULIER

DES CORPS FIBREUX INTRA-UTÉRINS

A PROPOS D'UN FAIT REMARQUABLE OU LE DIAGNOSTIC A ÉTÉ EN DÉFAUT
DE LA PART DE CÉLÉBRITÉS MÉDICALES DES DEUX CONTINENTS

PAR

LE DOCTEUR ABEILLE,
Chevalier de la Légion d'honneur, ancien médecin de l'hôpital du Roule,
lauréat de l'Institut de France,
deux fois lauréat de l'Académie impériale de médecine,
lauréat de la Société de médecine de Toulouse
et de l'hôpital d'instruction du Val-de-Grâce,
membre de la Société de médecine pratique, membre des sociétés
de médecine de Toulouse, Bordeaux, Lyon,
Marseille, Dijon, etc.

EXTRAIT DE LA GAZETTE MÉDICALE DE PARIS,
année 1868.

PARIS
IMPRIMÉ PAR E. THUNOT ET Ce,
26, rue Racine, près de l'Odéon.

1868

OUVRAGES DE L'AUTEUR.

1° Traité des hydropisies et des kystes, ou des collections séreuses et mixtes dans les cavités closes naturelles et accidentelles. Paris, 1852. Un vol. in-8° de 636 pages. — Honoré d'un prix de 2000 francs par l'Institut de France.

2° De la paraplégie indépendante de la myélite : son histoire, son traitement. Paris, 1853. In-8°. — Prix de l'Académie impériale de médecine.

3° Du tartre stibié à haute dose dans les maladies. — Prix de l'Académie impériale de médecine, 1850.

4° Des injections iodées dans les maladies chirurgicales. Paris, 1849. — Prix de la Société de médecine de Toulouse.

5° De la valeur des injections iodées dans le traitement des abcès par congestion.

6° Sepulcretum, ou recueil d'observations curieuses et de mémoires de l'auteur.

7° Des variations des parties constituantes du sang dans diverses maladies. (*Revue médicale.*) Paris, 1849.

8° Mémoire sur les effets thérapeutiques de la gomme-gutte à doses ordinaires et à hautes doses. (*Gazette des hôpitaux*, 1849 et 1850).

9° Procédé opératoire pour la cure des tumeurs hémorrhoïdales. (*Gazette des hôpitaux*, 1849.)

10° De l'albuminurie et de sa coïncidence avec l'amaurose. (*Gazette des hôpitaux*, 1850.)

11° Mémoire sur les diverses formes de myélite chronique. (*Gazette des hôpitaux*, 1850.)

12° Expériences sur la coagulation du sang par l'électro-puncture, opération et guérison d'un anévrisme de la sous-clavière gauche par ce procédé. (*Gazette des hôpitaux*, 1850.)

13° Mémoire sur la péritonite partielle, les abcès iliaques et la tumeur stercorale. (*Gazette des hôpitaux*, 1853.)

14° Des kystes péri-hépatiques séreux, purulents et hydatiques. (*Gazette des hôpitaux*, 1850.)

15° Expériences sur le sang tiré de la veine. Raisons de la fibrination et de la défibrination du sang dans les maladies. (*Gazette des hôpitaux*, 1851.)

16° De l'influence exercée par l'engorgement de la rate, suite de fièvres paludéennes, dans les hydropisies, et en particulier sur l'ascite. (*Gazette des hôpitaux*, 1851.)

17° Du rôle des divers états morbides intercurrents dans les épidémies des fièvres paludéennes, leur action sur la marche et le type de la fièvre; leur importance au point de vue thérapeutique. (*Gazette des hôpitaux*, 1850.)

18° Mémoire sur le sulfate de strychnine dans le traitement du choléra. Paris, 1854. In-8°. (Extrait du *Moniteur des hôpitaux*.)

19° Mémoire sur les effets du copahu et du cubèbe comme succédanés du sulfate de quinine dans les fièvres paludéennes. (*Gazette des hôpitaux*, 1852.)

20° Mémoire sur la thoracentèse. (*Gazette des hôpitaux*, 1853.)

21° Mémoire sur l'application de l'électricité pour combattre les constipations opiniâtres. (*Gazette des hôpitaux*, 1854.)

22° De l'électricité comme moyen de rappeler à la vie dans la mort apparente par le chloroforme. Mémoire basé sur des expériences sur les animaux, et sur un cas remarquable sur l'homme, adressé à l'Académie des sciences, 1850.

23° Traité des maladies à urine albumineuse et sucrée. Paris, 1863. In-8° de 735 pages.

24° De la guérison spontanée du pneumo-thorax. (*Gazette médicale de Paris*, 1867.)

25° La non-contagion du choléra. (*Gazette des hôpitaux*, 1866.)

26° Mémoire sur une méthode pour obtenir l'organisation immédiate des plaies traumatiques et chirurgicales et pour les préserver des accidents traumatiques; lu à l'Académie de médecine, 1867.

27° Mémoire sur le traitement du croup par les inhalations de sulfure de mercure. (*Gazette médicale de Paris*. Paris, 1867.)

Paris. — Imprimé par E Thunot et Ce, rue Racine, 26.

DES
CORPS FIBREUX DE L'UTÉRUS
ET EN PARTICULIER
DES CORPS FIBREUX INTRA-UTÉRINS.

Les corps fibreux qui naissent et se développent sur l'un des points de l'utérus, qui peuvent, comme tous les fibroïdes, acquérir des proportions plus ou moins considérables, doivent être divisés d'abord, autant sous le rapport de leur étude pathogénique qu'au point de vue des indications thérapeutiques, en deux grandes classes: 1° ceux qui sont pédiculés; 2° ceux qui sont interstitiels, c'est-à-dire développés dans la trame des tissus de l'organe, et constituent une déviation du type normal dans l'une des portions des parois utérines. Ces derniers sont de beaucoup les plus rares; ils présentent des conditions pathogéniques spéciales et n'offrent que peu de prise à la thérapeutique.

Les premiers, au contraire, par cela même qu'après avoir pris naissance sur un point de l'utérus, ils se pédiculisent et acquièrent, en vivant par ce pédicule, un accroissement illimité, sont plus facilement accessibles à nos procédés opératoires, et placent les malades dans des conditions relativement moins graves.

Les fibromes interstitiels prennent de moins grandes proportions, mais ils compromettent plus souvent et plus directement les malades. Leur développement a lieu surtout dans la portion de l'utérus située au-dessus de la cloison vaginale. C'est par l'ablation du corps de l'utérus à travers la cavité péritonéale, que les malades peuvent exceptionnellement être débarrassées. M. Kœberlé, en pratiquant l'ovariotomie, a, dans un cas, enlevé un corps utérin devenu le siége d'un fibrome interstitiel.

Les corps fibreux pédiculés de la matrice sont sous-muqueux, et alors ils siégent dans la cavité utérine, et on les dénomme intra-utérins; ou sous-péritonéaux, et ils sont extra-utérins. Il n'est pas rare de rencontrer chez le même sujet ces deux variétés de fibromes. Il paraîtra paradoxal au premier abord de dire que les corps fibreux sous-péritonéaux, extra-utérins, sont par eux-mêmes et par leur situation, moins graves que les corps fibreux intra-utérins. Cependant il est facile d'en donner les preuves. Les premiers peuvent acquérir dans la cavité péritonéale des proportions énormes sans compromettre en apparence la santé des personnes qui en sont atteintes; ils peuvent leur permettre de vivre longtemps et fort longtemps. Je vois fort souvent une dame à qui j'ai fait, il y a douze ans, l'amputation du sein, à laquelle M. Huguier avait fait l'ablation d'un fibrome à ce même sein cinq mois auparavant, et chez laquelle j'ai pu constater, pendant le sommeil anesthésique, un énorme fibrome extra-utérin développé dans la cavité abdominale. Cette dame n'a jamais sérieusement souffert de cette tumeur et continue à vivre sans s'en douter. J'en vois souvent trois autres chez qui j'ai constaté des fibromes extra-utérins depuis cinq à huit ans, fibromes qui ont pris de l'accroissement et qui n'ont encore déterminé aucun accident. J'ai vu des dames en proie à des accidents sérieux par suite de ces tumeurs, se remettre de ces accidents et continuer à vivre. Finalement ces tumeurs, auxquelles la chirurgie ne s'attaque que très-exceptionnellement, offrent un caractère de bénignité relative pendant des années. C'est qu'en effet, malgré leur développement quelquefois très-considérable, elles trouvent dans la spacieuse cavité de l'abdomen place libre à leur accroissement sans gêner d'une façon compromettante les fonctions des organes voisins, et que, par elles-mêmes, elles n'offrent aucun caractère de malignité propre à produire une septicémie.

Il n'en est pas de même des corps fibreux intra-utérins. Ici à peine la tumeur surgit que, par sa position dans la cavité d'un organe dont les fonctions sont si importantes, elle donne lieu immédiatement à des accidents tranchés et compromettants par leur répétition, les hémorrhagies. Plus tard, et à mesure que les corps fibreux intra-utérins prennent de l'accroissement, à ces premiers accidents s'en joignent d'autres non moins sérieux et dont j'aurai à parler. Je ne m'occuperai que des corps fibreux intra-utérins à propos d'un cas par trop remarquable que j'ai eu récemment à opérer.

Les polypes fibreux intra-utérins doivent être considérés au point de vue de leur insertion sur les parois utérines et de leur mode d'insertion, deux conditions qui président à leur accroissement plus ou moins considérable, à leur direction dans l'intérieur de la matrice, et à la plus ou moins grande difficulté que cet organe éprouve pour les expulser hors de sa cavité.

Ces notions sont indispensables quand on veut se rendre un compte aussi exact que possible des accidents auxquels donnent lieu ces polypes, de la possibilité ou de l'impossibilité où se trouve la matrice de les expulser spontanément hors de sa cavité par des contractions répétées, ou de les faire engager, comme dans l'acte de la parturition, à travers son orifice externe, le museau de tanche, préalablement dilaté par un travail préparateur.

Sous ce rapport capital au point de vue de la pratique aussi bien que de la théorie, il convient de partager en deux classes les polypes fibreux intra-utérins : 1° ceux dont l'origine, l'insertion, se trouve sur l'un des points du segment supérieur de la matrice; 2° ceux qui prennent racine sur l'un des points du segment inférieur.

Cette classification, peut-être un peu arbitraire, ne touche en rien à la constitution du polype, à ses éléments de formation ; elle a l'avantage de bien faire saisir ce qui se passe dans son évolution quand il commence à se developper, et elle repose sur l'analyse des faits cliniques qui ont été publiés et de ceux qui me sont propres. — Que sur une ligne perpendiculaire, allant du fond de l'utérus au museau de tanche, on dirige une ligne transversale qui coupe la première à angles droits, à 1 ou 2 centimètres au-dessus de l'orifice supérieur du col, et on aura de suite la matrice partagée en deux segments : l'un supérieur, partant de la ligne transversale jusqu'au fond de l'utérus, l'autre inférieur, partant de cette même ligne transversale et aboutissant au museau de tanche. — La ligne perpendiculaire partagera en deux parties, droite et gauche, chacun de ces deux segments.

Il est très-rare qu'un polype prenne naissance sur l'un des points du segment supérieur de la matrice. L'insertion, au contraire, est beaucoup plus fréquente dans le segment inférieur, et surtout dans cette partie qui constitue le col.

Sur sept cas qui me sont personnels, je n'ai qu'une fois l'insertion au segment supérieur (obs. I). Sur quinze cas que M. Larcher a analysés ou rapportés dans les deux mémoires insérés en 1867 dans les

Archives générales de médecine, et appartenant à divers auteurs, il n'y en a qu'un, celui de M. Demarquay, dont le pédicule est fixé au segment supérieur.

Dans un autre cas appartenant à M. Huguier et dont l'insertion pédiculaire était à la partie supérieure du col, il est dit que des prolongements pédiculaires s'étendaient au fond de l'utérus; mais je penche à admettre que c'étaient là plutôt des brides par suite de phlegmasie utérine que de véritables prolongements pédiculaires.

D'autre part, sur 10 observations que je recrute au hasard dans quatre journaux scientifiques, je n'en trouve aucune où le polype soit implanté dans le segment supérieur de la matrice. Il faut donc conclure que cette partie de l'organe ne donne que très-rarement naissance aux polypes fibreux intra-utérins. On pourrait peut-être assigner des causes à ces différences, mais ce serait par simple hypothèse. Il est permis cependant d'admettre que ces derniers, ne pouvant, en raison de leur attache, être expulsés spontanément de la matrice, et ne venant que très-difficilement et à une époque très-avancée s'engager dans le museau de tanche, ils ne peuvent être diagnostiqués. Comme ils finissent toujours par susciter des accidents mortels, il est à croire que beaucoup de malades succombent par leur fait sans que les médecins aient pu les soupçonner.

Si, au contraire, les polypes fibreux intra-utérins, insérés dans le segment inférieur de la matrice sont tellement fréquents que, sur 42 cas, ils se présentent 40 fois, cela doit tenir non-seulement aux dispositions génésiques de cette portion de l'utérus, mais encore à ce que cette insertion permet une plus grande mobilité du polype du moment qu'il se développe, mobilité qui fait que les contractions utérines le propulsent ou tendent à le propulser naturellement hors de la cavité, au moins quand il a acquis un certain volume. De là la très-grande facilité de la part du médecin pour les diagnostiquer au moins à certaines époques ; de là aussi la facilité d'en faire l'ablation, d'autant plus que cette insertion permet d'aller les atteindre avec aisance. Or, comme toutes les observations, à de rares exceptions près, ont trait à des polypes reconnus du vivant des malades, à des polypes qu'on a extraits ou qu'on a tenté d'extraire, c'est naturellement une raison capitale pour trouver dans les observations citées une si grande proportion de polypes à insertion dans le segment inférieur de l'utérus.

Si les polypes fibreux intra-utérins qui s'implantent dans le segment supérieur de la matrice, sont énormément plus rares, il convient d'ajouter, autant d'après l'expression des faits que théoriquement, qu'ils offrent aussi une gravité bien plus grande. Le seul fait bien avéré dans les nombreuses observations auxquelles j'ai fait allusion s'est terminé par la mort. Si, dans celui que je vais citer (obs. I), l'issue a été heureuse, on verra à quelles singulières particularités cela a tenu; on pourra se convaincre que c'est surtout à la précision du diagnostic, au choix du moment pour l'opération et au procédé opératoire employé que doit être attribué le succès.

Le polype qui prend naissance dans le segment supérieur se développe de façon à remplir le fond de la cavité utérine : il a acquis des dimensions très-grandes avant que, par suite des contractions expulsatrices de l'organe, il descende s'engager dans le col, et surtout qu'il arrive au niveau du museau de tanche.

Quand, au contraire, le polype prend naissance dans le segment inférieur de la matrice, plus le point d'insertion est au voisinage du col ou sur le col lui-même, plus tôt et plus énergiquement il détermine des contractions utérines; et alors de deux choses l'une : ou les contractions le poussent dans le fond de l'organe, ou elles le poussent vers le museau de tanche. Dans le premier cas, il pourra prendre un développement très-considérable, jusqu'à ce que, à force de contractions, la matrice lui fasse exécuter un mouvement de bascule pour le précipiter dans la cavité du col. Dans le second cas, il n'acquiert jamais un grand volume, parce que, engagé dans la cavité du col et s'y développant il donne lieu à des hémorrhagies et à des accidents qui éveillent de bonne heure l'attention des malades et des médecins; et que, définitivement reconnaissable à bonne heure, il est enlevé de bonne heure aussi, au moins dans la majorité des cas.

Les polypes fibreux intra-utérins, agissant en guise de corps étrangers, déterminent de la part de la matrice un travail pour s'en débarrasser. M. Larcher, en compulsant de nombreuses observations, est parvenu à démontrer d'une manière fort nette, dans son mémoire des ARCHIVES 1867, que ce travail prend périodiquement aux époques menstruelles un degré d'activité; que c'est à cette époque que les polypes tendent à s'engager dans le col utérin, à s'avancer dans le museau de tanche qui se dilate pour leur livrer passage; que c'est par conséquent dans ce moment que le médecin doit chercher à les reconnaitre. Il penche à admettre aussi que c'est dans ce moment qu'il faut en faire l'ablation. Comme M. Larcher n'a aucun fait personnel il ne peut résoudre ces questions autrement que par l'induction. Je puis, par les faits qui me sont propres, confirmer ce qu'il cherche à démontrer, à savoir : que c'est pendant la menstruation qu'on a plus de chance de trouver les polypes à travers le col entr'ouvert, d'en faire l'ablation avec facilité et sans danger. Passé ce moment, les polypes semblent refoulés dans la cavité utérine, non pas qu'ils remontent dans la cavité, mais parce qu'en se refermant le col s'allonge, les dépasse inférieurement et les repousse en haut et en arrière.

La question de migrations intermittentes des polypes, signalée par Sabatier, Dupuytren, Aran, Cazeaux, Nota, Huguier, Courtil et tant d'autres, a été mise hors de doute par M. Larcher. On verra, dans trois des faits que je cite, que non-seulement il peut y avoir divergence, opposition de diagnostic entre deux médecins qui visitent la même malade, suivant que l'examen a lieu en dehors ou pendant la période menstruelle; mais que le même médecin, qui a cru reconnaître d'abord un polype à l'examen fait durant la menstruation, peut douter ensuite de son diagnostic, s'il renouvelle l'examen dans l'intervalle des époques menstruelles.

Tout corps fibreux intra-utérin devient la source de dangers pour les malades qui en sont atteintes. Ceux qui sont interstitiels, pariétaux, restent à peu près au-dessus des ressources de l'art, à moins qu'on ne veuille se résoudre à faire l'ablation du corps de l'utérus lui-même par la gastrotomie, et encore faudrait-il que le fibrome fût limité à la portion sus-vaginale de la matrice. Ceux qui sont pédiculés exposent, suivant leur point d'insertion, à des accidents plus ou moins graves, en tête desquels figurent d'abord les hémorrhagies et l'anémie consécutive; puis les phlegmasies utérines et péri-utérines, la métro-péritonite, et enfin les ruptures d'utérus, fait démontré péremptoirement par M. Larcher dans son second mémoire des ARCHIVES DE MÉDECINE, novembre et décembre; que ces ruptures aient lieu par suite de sphacèle par compression, ou par suite de déchirures sous l'impulsion des contractions utérines, d'une certaine portion des parois préalablement amincies et usées.

Les désordres que suscitent les polypes fibreux intra-utérins, préparés quelquefois lentement et sourdement, sans que les malades en aient conscience, peuvent, à un moment, devenir foudroyants et les tuer avant même qu'on ait pu s'assurer de leur existence, comme dans le cas qui est dû à M. Barth; ou pendant que l'opérateur cherche à débarrasser les malades, ainsi que cela a eu lieu dans les cas dus à MM. Nélaton et Demarquay.

Si l'insertion du polype dans le segment supérieur de la matrice doit, autant d'après l'induction que d'après l'expression des faits cliniques, susciter infailliblement des accidents formidables, il reste démontré que les mêmes accidents se produisent assez souvent à l'occasion des polypes à insertion dans le segment inférieur, surtout quand cette insertion a lieu dans la partie supérieure de ce segment. En effet, dans les six cas d'autopsie rapportés par M. Larcher, et qui appartiennent à MM. Nélaton, Barth, Loir, Pinaut, Demarquay et Cruveilhier, cinq fois l'insertion est dans le segment inférieur, et une fois (cas de M. Demarquay) dans le segment supérieur.

Il paraît également démontré par les faits que les polypes à insertion dans le segment supérieur de la matrice sont pris la plupart du temps pour des corps fibreux pariétaux, interstitiels, à cause des difficultés et souvent de l'impossibilité de faire des explorations qui puissent donner de la précision au diagnostic. Pour ce motif, et aussi parce qu'il est matériellement impossible que la matrice les propulse spontanément hors de sa cavité, ainsi qu'elle le fait dans la majorité des cas pour ceux à insertion dans le segment inférieur, il est de règle d'examiner les malades pendant la période menstruelle et au premier jour; parce que c'est dans ce moment que le col dilaté peut permettre un examen aussi complet que possible. Il est de règle également d'opérer dans ce même moment, lorsque par une exploration précise on aura pu se rendre exactement compte du point qui relie le polype aux parois utérines.

Voici un fait qui démontre la réalité de toutes les propositions que je viens d'émettre. Il s'agit d'un polype fibreux à pédicule large avec implantation sur la partie latérale droite du fond de la cavité utérine.

Les circonstances de développement de ce corps fibreux dans la cavité utérine, sa conformation et surtout son point d'insertion dans le fond de la matrice, m'avaient fait renoncer de suite au parti de l'attirer de la cavité utérine dans la cavité vaginale. Pour éviter une rupture de la matrice, il fallait d'abord aller sectionner son pédicule au niveau de la paroi d'insertion, ou porter sur lui une ligature pour l'étrangler graduellement et en obtenir la section comme par écrasement linéaire. Je m'étais donc muni de tous les instruments nécessaires pour opérer dans la cavité même de l'utérus. Mes combinaisons étaient d'autant mieux établies et mes précautions d'autant plus nécessaires, que, dans l'espace de six ans, cette malade avait été examinée par des célébrités chirurgicales des deux continents, et que ceux qui avaient pu constater la présence d'un corps fibreux intra-utérin l'avaient tous cru interstitiel, pariétal, et l'avaient déclaré hors de toute opération possible; que les autres, moins nombreux, avaient déclaré qu'il n'y avait pas de polype. On voit que les circonstances exceptionnelles dans lesquelles se trouvait placée la malade m'imposaient la nécessité de réussir et le devoir de faire éviter tout accident par le choix du procédé opératoire. — Voici cette remarquable observation :

PREMIÈRE OBSERVATION.

CAS EXTRÊMEMENT REMARQUABLE DE POLYPE FIBREUX INTRA-UTÉRIN, AYANT SON INSERTION DANS LE FOND DE L'UTÉRUS, PRIS POUR UNE TUMEUR FIBREUSE INTERSTITIELLE, PENDANT SIX ANS, PAR DES CÉLÉBRITÉS CHIRURGICALES DES DEUX CONTINENTS. — OPÉRATION PAR UN PROCÉDÉ SPÉCIAL, SANS ACCIDENT. — GUÉRISON ET DÉPART DE LA MALADE VINGT-CINQ JOURS APRÈS L'OPÉRATION.

Madame Duf..., de New-York, 30 ans, mère de deux enfants, d'une santé habituellement délicate, se trouvait à Paris, en 1861, hôtel de l'Amirauté, avec son mari et ses enfants. Je lui donnai des soins pendant deux mois pour des douleurs utérines aux époques menstruelles. A chaque époque, irrégulière du reste, les pertes de sang constituaient une hémorrhagie par l'abondance et la durée. A divers examens directs, je ne constatai rien d'anormal du côté de l'utérus; après deux mois de soins madame Duf... repartit dans une position très-améliorée, ayant repris des forces, avec une menstruation plus régulière, presque normale. En janvier 1862, à New-York, suspension des règles au milieu de la santé. En mars, après deux mois de suppression de la menstruation, douleurs utérines comme pour un avortement. Le docteur Saens, médecin de la famille, déclare qu'il y a imminence d'avortement et fait une prescription en conséquence. Sur sa demande, le célèbre Parker est appelé en consultation. Ce dernier conteste le diagnostic, n'admet pas une grossesse et ne voit qu'une métrite. Quelques jours après, quatre ou cinq jours à la suite d'une perte de sang énorme, le docteur Saens extrait de l'utérus un œuf fécondé de deux mois à deux mois et demi. De plus, en explorant le fond de l'utérus, il croit sentir un corps fibreux, formant corps avec le bas-fond de la matrice, et le déclare à la famille.

De fait, Mme Duf... fut, à partir de ce moment, ou peut-être avant l'avortement, sous la dépendance d'une métrite violente qui la mit dans une position alarmante et dont elle ne se releva qu'après trois mois.

Le docteur Saens, le médecin habituel, bien sûr d'avoir perçu une masse fibreuse développée dans les parois utérines, vers le bas-fond, et croyant devoir attribuer tous les accidents à la présence de cette tumeur, demanda alors un examen en commun avec le docteur Barker, homme d'obstétrique, autre illustration de New-York; rendez-vous fut pris.

Mais le col étant exactement fermé, toute exploration intra-utérine devint impossible; et il fallut se contenter de l'exploration externe du col et du corps de l'utérus par le vagin.

Il fut décidé alors qu'on provoquerait la dilatation de l'orifice au moyen d'une éponge préparée. Après ce procédé employé deux jours de suite, les deux médecins purent tour à tour arriver à explorer avec le doigt la cavité de l'utérus et constater ensemble la présence du corps fibreux dans la situation indiquée par Saens. La malade ajoute même qu'au moyen du spéculum et d'une lumière avec miroir réflecteur, ils auraient parfaitement vu le corps en question. Pour ma part, je n'en crois rien.

Quoi qu'il en soit, voici quel fut le diagnostic de l'illustre accoucheur Barker et du docteur Saens : « Corps fibreux de l'utérus, interstitiel, faisant corps avec la matrice à son bas-fond; cette tumeur n'est pas susceptible d'être extraite. Une seule opération pourrait débarrasser la malade, ce serait l'ablation du corps de la matrice par l'abdomen au-dessus de la cloison vaginale; quant à présent cette opération est inopportune. » Mais la malade était décidée à ne pas reculer, le cas échéant.

Alors madame Duf... entra dans un établissement d'hydrothérapie pour y recevoir des soins; elle y séjourna quelques mois et elle en sortit plus forte, en meilleur état de santé générale. Mais, qu'on le remarque bien, la menstruation, pour être régulière sous le rapport de la périodicité, était toujours très-abondante, durait de six à sept jours et entretenait la malade dans un état de faiblesse relative.

Il y a à New-York une sorte d'hôpital, une maison de santé, tenue par un homœopathe, Fuhlbach. La malade se décida à entrer dans cette maison, et le docteur homœopathe, après examen, déclara qu'il n'y avait pas de tumeur dans la cavité utérine. Madame Duf... resta trois ou quatre mois dans cet établissement et dit s'être bien trouvée à sa sortie. A partir de ce moment, à part le médecin de la famille, le docteur Saens, personne n'eut plus à soigner cette malade au sujet de cette affection. Métrorrhagie à chaque époque mensuelle, débilitation par anémie malgré les toniques et les ferrugineux, et toute la série des phénomènes liés à l'état d'anémie globulaire, tels sont les caractères qui ont constitué les phases de la vie de cette malade avec des hauts et des bas. En 1866, au mois de juin, madame Duf... quitte New-York avec ses deux enfants, dont l'un a 9 ans et l'autre 7, pour se rendre en Allemagne, patrie de son mari, autant pour y aller consulter quelque célébrité, que pour faire faire une partie de l'éducation de ses enfants. En juillet, elle arrive à Paris où elle consulte deux médecins dont, par discrétion, elle ne donne pas les noms, deux médecins qui déclarent unanimement qu'il n'y a pas de corps fibreux dans l'utérus, mais qu'il y a des reliquats de phlegmasie utérine. Observons que ces deux confrères examinaient la malade dans l'intervalle de ses règles. Comme six ans auparavant j'avais soigné madame Duf..., je fus aussi appelé à la voir, mais elle ne me parla pas de l'utérus, et quand je voulus la ramener sur ce terrain, je vis qu'elle était fatiguée des tergiversations des médecins consultés jusqu'alors, et qu'elle ne voulait pas avoir l'air de s'occuper de cette affection utérine. Il me parut qu'elle avait une idée fixe, aller recourir aux lumières de l'Allemagne.

Elle partit pour les eaux de Saint-Gervais, en Savoie, qu'un des consultants de Paris lui avait conseillées, et je la perdis de vue. Après un séjour d'un mois à Saint-Gervais, elle se rendit enfin en Allemagne avec sa mère et ses enfants. En mai 1867, elle consultait Skanzoni, que des amis et l'opinion publique lui avaient désigné. Skanzoni l'examina avant et pendant la période menstruelle. Après ce double examen, il déclara catégoriquement, comme les chirurgiens de New-York, qu'il y avait un corps fibreux d'un volume assez considérable inclus dans la cavité utérine, mais que ce corps, développé interstitiellement dans la paroi latérale droite et dans tout le bas-fond de l'organe, faisait corps avec lui; qu'on ne pourrait pas en faire l'ablation, à moins qu'ultérieurement et sur de plus pressantes indications, la malade se décidât à faire enlever le corps de l'utérus par la cavité abdominale. Le médecin allemand insinua, au reste, comme ses confrères de New-York, que la malade pourrait vivre très-longtemps avec cette tumeur, quoique affaiblie par les pertes de sang. Il lui conseilla d'aller prendre les eaux à Krentzac. Madame Duf... s'y rendit au mois de juillet et y séjourna jusqu'au commencement d'octobre. Elle prit 70 bains et fit usage des eaux à l'intérieur. Sa mère était de retour à Paris au mois d'avril, laissant sa fille en Allemagne. Ayant à lui donner quelques soins, je lui confiai que je venais d'opérer une dame dont la position offrait beaucoup d'analogie avec celle de sa fille. C'est le sujet de l'observation n° 2. Je lui montrai le polype fibreux intra-utérin dont j'avais fait l'ablation. Elle écrivit aussitôt à sa fille pour la faire venir à Paris et tenter un dernier examen.

Madame Duf... arriva à Paris le 17 octobre; les fatigues du voyage, l'usage prolongé des eaux avaient déterminé de fréquentes hémorrhagies et quelques douleurs sacro-iliaques, qu'elle croyait de nature rhumatismale.

Le jour même de son arrivée, elle me fait appeler à cause de la quantité de sang qu'elle a perdu. — L'hémorrhagie commence à tarir; j'explore l'utérus avec l'indicateur de la main gauche; le col offre une dilatation suffisante pour permettre l'introduction de l'extrémité du doigt jusqu'à moitié de la première phalange; mais alors le museau de tanche se contracte fortement et forme une bride circulaire. Néanmoins, je constate un corps en saillie de forme et de grosseur de la moitié d'une noisette, paraissant faire corps avec la paroi droite du col dans sa partie supérieure et s'en détacher inférieurement. Mais la paroi elle-même paraît hypertrophiée vers la commissure du museau de tanche, sur toute la moitié droite des lèvres antérieure et postérieure. Cet épaississement semble mieux se dessiner encore quand j'explore en dehors le col très-allongé de l'utérus.

Après cet examen, je déclare que je crois reconnaître un corps fibreux, dont je ne puis encore préciser la situation ni les rapports. — Je remets au lendemain pour un nouvel examen; la malade est au repos. Le lendemain 18, nouvel examen. L'hémorrhagie a cessé, le doigt peut encore pénétrer, mais un peu moins avant que la veille; cette fois, je ne perçois absolument rien qu'un peu d'hypertrophie des parties du col plus haut indiquées. Je me demandai, à part moi, — si j'avais été, la veille, le sujet d'une illusion; mais cette circonstance me fit présumer qu'il devait y avoir un polype fibreux remontant vers le fond de l'utérus après les époques ou les hémorrhagies, et je ne perdis pas espoir bien que la malade fût découragée et parlât de reprendre le chemin de l'Allemagne. Mais en même temps l'hypertrophie de la partie droite des lèvres et du col me laissait craindre que ce polype fît corps avec ces parties, d'autant que le diagnostic avait été établi dans ce sens par quatre des chirurgiens qui avaient précédemment consulté la malade.

Deux fois encore et à deux jours de distance chaque, j'explorai avec le plus grand soin pour arriver à retrouver le polype supposé, et deux fois je ne sentis absolument rien, quoique l'indicateur pût être introduit dans le tiers antérieur de la phalangette. Ce ne fut qu'à grand'peine que je pus décider la malade à rester jusqu'à son époque menstruelle qui ne devait pas tarder à paraître, l'hémorrhagie précédente n'ayant été que consécutive à la fatigue: du reste cette résolution était d'autant plus difficile à prendre que sa mère était obligée de partir le lendemain pour New-York.

Le 30 octobre les règles surviennent et, comme d'usage, très-abondantes; le 31 je puis commencer la dernière exploration; la dilatation du col est un peu plus prononcée que les fois précédentes, et cette fois je puis immédiatement constater la présence d'un corps fibreux, qui s'engage dans l'ouverture inférieure du col. Avec quelques efforts et sans déterminer trop de douleur pour la malade, je puis contourner en tous sens cette tumeur jusqu'à 4 ou 5 centimètres de haut, mais je ne puis aller plus loin, et cependant ce corps se prolonge jusqu'au bas-fond de l'utérus. Cet examen reste insuffisant puisqu'il ne permet pas de percevoir le point et l'étendue de l'insertion à l'utérus. La portion perçue est oblongue, moulée sur le col très-allongé.

Je donne 2 grammes de seigle ergoté en huit paquets de demi-heure en demi-heure, et remets à cinq heures du soir pour un nouvel examen. Inutile de dire que je m'étais muni de tous les instruments pour opérer l'ablation de la tumeur dans le cas où les circonstances s'y prêteraient.

Le 30, à six heures du soir il y avait, en même temps que dilatation, souplesse suffisante pour permettre au doigt indicateur gauche d'aller explorer jusqu'au bas-fond de l'utérus et, pendant que la main droite pressait fortement sur le bas-ventre pour l'abaisser, de contourner en tous sens ce volumineux polype qui était oblong, la grosse extrémité garnissant le fond de l'organe, et l'autre allongée, un peu moins grosse, s'étendant jusqu'au museau de tanche. Le pédicule, peu détaché, prenait insertion en haut, à droite, en empiétant de la paroi latérale au bas-fond; il me paraissait large, mais bien distinct dans ses limites. — J'étais seul, ce polype ne se prêtait pas par sa conformation et son insertion à un échappement complet à travers le col. Je ne tentai rien et remis au lendemain pour opérer avec des aides. Je pus toutefois rassurer la malade et lui promettre qu'à coup sûr, dans un moment opportun, je la débarrasserais. Je prescrivis 1,50 de seigle ergoté en six paquets, un toutes les heures à partir de trois heures du matin. Le 1er novembre, à dix heures du matin, accompagné de M. le docteur Dalpiaz, ancien interne des hôpitaux, j'étais chez la malade; la dilatation était moins prononcée que la veille; je pouvais percevoir le polype un peu partout, mais je ne pouvais déjà plus discerner le pédicule. Ce confrère, qui dût examiner aussi la malade, ne put se faire une idée exacte de la tumeur comme je me l'étais faite moi-même.

Remise du nouvel examen à cinq heures de l'après-midi, toujours prêt à opérer si les circonstances le permettent.

Le soir, bien que les règles continuent, la dilatation du col est moindre que le matin, et c'est à peine si nous pouvons parvenir à retrouver le polype et à le suivre dans une partie de son étendue dans la cavité utérine. Madame D..., désespérée de ce contre-temps et aussi pressée maintenant d'être débarrassée qu'elle y comptait peu quelques jours auparavant, supplie qu'on active si c'est possible. Le sang a diminué depuis vingt-quatre heures. Enfin, pour essayer l'ablation pendant cette époque menstruelle qui va bientôt finir, je prescris à nouveau 2 grammes d'ergot en huit paquets, un de demi-heure en demi-heure, à partir de quatre heures le lendemain matin. Rendez-vous est pris pour dix heures du matin le 2.

J'avais dessiné ce polype et son insertion après l'examen complet que j'avais pu en faire une fois; voici ce dessin.

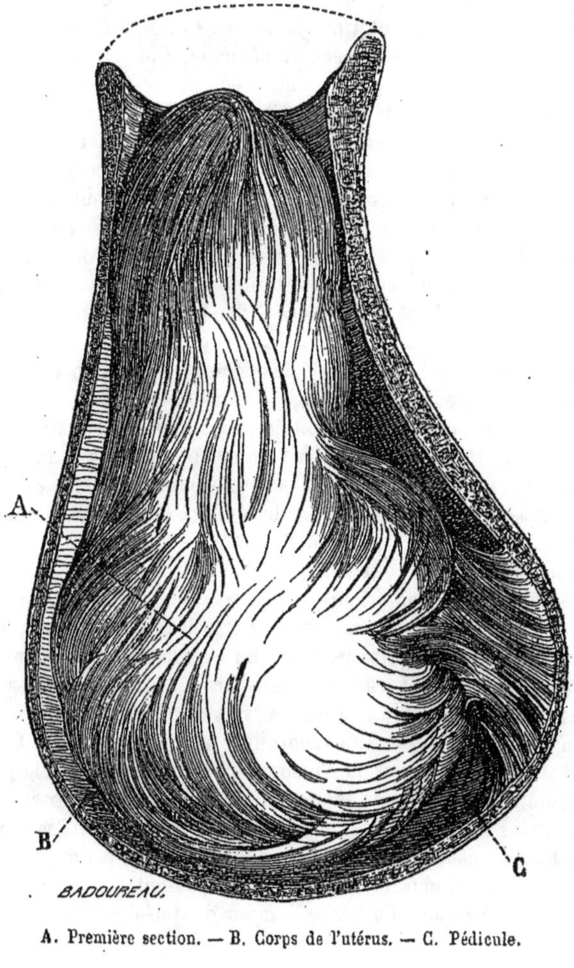

A. Première section. — B. Corps de l'utérus. — C. Pédicule.

Le 2, à la première exploration je juge que la dilatation est suffisante pour me permettre d'agir. Le corps du polype, dont le gros développement est dans le bas-fond de l'utérus, et dont le pédicule se trouve largement implanté sur le côté droit de l'organe près du fond, ne pourra évidemment être attiré hors de la cavité, et ce serait peine perdue que de chercher à agir dans ce sens. La malade est placée sur le dos, en travers du lit, au grand jour, les jambes fléchies et écartées, les pieds posant sur deux chaises.

Mon confrère Dalpiaz presse sur l'abdomen pour déprimer la matrice dans le vagin pendant que mon indicateur de la main gauche, engagé fort avant dans la cavité utérine, parvient à s'interposer entre le polype et la paroi utérine, à droite jusqu'au pédicule. Une longue pince à anneaux, à mors en gouttière, et munie d'écrous à la base des branches, est glissée avec la main droite dans l'utérus sur mon doigt indicateur; puis la main droite qui tient l'instrument, écartant avec le pouce et l'indicateur ses branches, de manière à contourner le polype et à l'embrasser obliquement d'avant en arrière et de bas en haut, je puis avec l'indicateur gauche suivre les mouvements et juger du moment où le polype est saisi obliquement en travers dans les mors de la pince ouverte. Dès que l'indicateur s'est assuré que les branches écartées embrassent le polype, je serre les mors et fixe par l'écrou qui est à la base des branches. La tumeur se trouve saisie obliquement près la partie médiane et dans toute l'épaisseur. Je confie alors la pince à M. Delpiaz, qui en relève un peu en haut et à gauche les branches.

Une seconde pince à mors dentelés, en cuiller, est glissée pareillement sur mon indicateur, et va par le même mouvement saisir le polype dans la même direction et plus haut. Quand la tumeur est exactement embrassée dans l'écartement des branches, je serre et maintiens le serrement au moyen de l'écrou fixé vers les anneaux.

Le polype ainsi saisi et étreint, je suis sûr d'entraîner facilement hors de l'utérus sa portion antérieure, en tirant graduellement avec la main droite sur la pince à bords mousses, et très-légèrement avec la main gauche sur la pince à mors dentelés. En exerçant des mouvements de va-et-vient, je fais saillir effectivement hors du col la portion saisie du polype; mais le pédicule, large, épais et court, offre une résistance telle qu'il ne m'est pas permis d'entraîner au dehors la totalité de la tumeur. Je presse alors graduellement sur les branches de la pince à mors dentelés, et j'opère la section du polype. Toute la partie antérieure, la plus longue, mais la plus étroite, est extraite. Pas d'hémorrhagie. J'introduis alors à nouveau l'indicateur de la main gauche dans l'utérus, et vais contourner le pédicule en passant par-dessous. Il y a maintenant de l'espace. La pince à mors dentelés, en cuiller, est de nouveau introduite sur l'indicateur qui sert de guide. En écartant les branches, j'engage une cuiller au-dessus du pédicule, en rasant la paroi utérine, et l'autre au-dessous, ce qui m'est devenu facile par l'espace fait par l'indicateur qui sert de conducteur; et quand je sens le pédicule pris entièrement entre les mors, je serre la pince et la fixe au moyen de l'écrou.

Cela fait, je confie la pince à M. Dalpiaz, qui relève un peu le manche en haut et à gauche de la malade, puis j'introduis la pince à mors mousses en gouttières et fenêtrée, en la dirigeant toujours avec l'indicateur de la main gauche. Arrivé sur la portion restante du polype, j'écarte les branches, et les mors entr'ouverts contournant les parois utérines peuvent facilement saisir la portion renflée. Quand je la sens bien saisie, je serre au moyen de l'écrou et retire le doigt indicateur resté jusque-là dans la cavité utérine. Je donne plusieurs crans à la pince à mors dentelés, et cela graduellement, de manière à sectionner le pédicule lentement et par pression ; et quand je crois la section opérée, je tire par mouvements de va-et-vient avec la main droite la pince à mors mousses, et avec la main gauche la pince à mors dentelés. En quelques secondes je puis extraire en totalité et avec son pédicule la portion renflée du polype.

La plus grande difficulté a été de lui faire franchir le col qui commençait à se contracter sur le museau de tanche.

L'extraction faite, j'ai pu m'assurer, et M. le docteur Dalpiaz a pu s'assurer après moi, que l'utérus était complétement vide et que la section du pédicule avait été faite au ras de la paroi utérine sans que celle-ci eût été endommagée. — Il n'y a eu que très-peu de perte de sang ; l'utérus est revenu immédiatement sur lui-même.

La malade dit qu'elle a éprouvé autant de douleurs que dans un accouchement laborieux comme elle en a eu un.

Les suites ont été très-simples, sans accidents d'aucune sorte. Madame D.... s'est levée presque toute la journée ; le lendemain elle a pu aller faire une courte visite, rue de la Paix, à une de ses amies qui partait pour New-York, et pouvait porter au mari de la malade la bonne nouvelle de sa délivrance. J'ai suivi madame D.... jusqu'au mardi 27 novembre, où elle est repartie pour l'Allemagne sans avoir éprouvé ni fièvre ni douleur, et n'ayant perdu, depuis l'opération, qu'un peu de sanie pendant les deux jours qui l'ont suivie.

J'avais dû, avant d'opérer madame D..., tout prévoir, tout combiner. C'est ainsi que, dans la prévision où je serais obligé de porter sur le pédicule une ligature pour en opérer la section par écrasement linéaire, j'avais introduit dans une canule en argent, légèrement recourbée (la moitié d'une canule pour le cathétérisme de la trompe d'Eustache), un très-solide cordon de chanvre fixé à son intérieur par l'aplatissement de la canule. Ce porte-ligature devait être introduit dans l'utérus avec une pince, guidé sur le doigt indicateur, préalablement engagé; puis au moyen de ce doigt, être dirigé sous le pédicule entre lui et la paroi utérine jusqu'au fond de la cavité, la courbe regardant en bas et en arrière, la concavité tournée en haut et en avant. Cela fait, l'indicateur se déplaçant et passant au-dessus du pédicule, devait aller accrocher l'extrémité courbée de la canule, tandis que la main droite la poussait avec la pince; puis, par un mouvement d'attraction, l'attirer au-dessus du pédicule et la ramener hors de la matrice. Alors le cordonnet, dégagé de la canule, offrait deux extrémités hors du col utérin. Chacune de ces extrémités passée dans un œil des cuillers de la pince, et la pince poussée jusque sur le pédicule, j'aurais noué autour des anneaux les bouts du cordonnet. Cela fait, j'aurais tourné par un mouvement lent et gradué la pince sur elle-même, de façon que l'anse formée autour du pédicule, et dont les bouts étaient engagés dans les yeux des cuillers, étranglât et coupât en sciant et en écrasant lentement le pédicule.

Heureusement que les longues cuillers à mors dentelés de la pince que j'avais introduite ont pu embrasser le pédicule dans sa totalité et au niveau des parois de l'utérus, et qu'alors j'ai pu à volonté écraser graduellement et lentement le pédicule dont j'ai obtenu ainsi la section nette et sans hémorrhagie comme sans lésion des parois utérines.

Quand on considère que ce polype fibreux intra-utérin, bilobé, de 0,19 cent. de long, ayant 0,17 cent. de circonférence dans son lobe supérieur, et 0,12 dans son lobe inférieur, a été pris par de célèbres observateurs de New-York et d'Allemagne pour un corps fibreux interstitiel, faisant corps avec l'utérus, et ne pouvant par conséquent être enlevé; que d'autres chirurgiens, notamment à Paris, après examen fait en dehors des époques menstruelles, en ont nié l'existence; que moi-même, l'ayant perçu dans un premier examen, j'en étais venu, dans trois explorations ultérieures, successives, à douter de mon diagnostic, parce que le polype étant remonté dans la cavité utérine, je ne le retrouvais plus, il faut forcément admettre les deux conclusions suivantes : 1° que le diagnostic précis de ce genre de polype fibreux à insertion dans le fond de l'utérus est extrêmement difficile, parce que cette insertion le fait appliquer exactement sur une portion des parois de la matrice, de façon à faire croire qu'il fait corps avec elle; 2° que c'est pendant la période menstruelle que l'exploration doit être faite pour arriver à des notions exactes et complètes, parce que dans cette période les contractions utérines le poussent dans la cavité du col par son prolongement inférieur, et que le col se dilatant et s'effaçant, le museau de tanche remonte un peu sur cette portion et lui permet de faire saillie.

Si on veut bien se rappeler maintenant que l'insertion d'un polype fibreux à ce point des parois utérines, est un obstacle absolu, insurmontable à son expulsion spontanée ou provoquée hors de la cavité utérine; que le polype ne pouvant être amené hors de cette cavité, restant par cela même fort longtemps ignoré ou méconnu dans ses rapports avec l'utérus, finit toujours par entraîner des accidents mortels soit par rupture des parois utérines à la suite d'usure ou de sphacèle de ces parois et par la métrite ou métro-péritonite consécutive, ou même par cette dernière sans rupture des parois utérines, ou enfin par des hémorrhagies foudroyantes; on restera pleinement convaincu que, dans le cas présent et avec toutes les circonstances qui l'ont accompagné, la malade a été heureusement et sans accident préservée d'une mort d'autant plus certaine, que les célébrités chirurgicales qu'elle avait consultées et qui avaient commis unanimement une erreur de diagnostic, lui avaient enlevé à peu près tout espoir de pouvoir être débarrassée par une opération chirurgicale.

En consultant toutes les observations citées ou analysées dans les deux mémoires que M. Larcher a publiés dans les ARCHIVES DE MÉDECINE, je ne trouve absolument qu'un fait semblable à celui-ci sous le rapport de l'insertion dans le fond de l'utérus, c'est celui qui appartient à M. Demarquay. La malade succomba à la suite, ou plutôt pendant des tentatives de dilatation du col avec des éponges préparées. A l'autopsie, on trouva une rupture de l'utérus sur ses deux faces et bien antérieures aux tentatives de dilatation; par conséquent par suite d'un travail lent et sourd sur les parois utérines qui, une fois rupturées, donnèrent lieu plus ou moins rapidement à des accidents mortels. Sur dix observations compulsées par moi dans divers recueils périodiques, je n'en vois pas une où le polype soit inséré dans le fond de l'utérus (1).

Au reste, il n'est pas rare de voir des polypes fibreux intra-uté-

---

(1) Je viens de lire dans les Archives de médecine (avril 1868), une observation où le polype était situé dans le fond de l'utérus.

Ce fait, cité par M. Guéniot, prouve surabondamment ce que je viens de dire plus haut au sujet de la difficulté du diagnostic.

Ce fait, cité par l'auteur pour prouver les bons effets qu'on peut retirer de l'acupuncture pour le diagnostic dans certains cas, démontre que M. Richet, qui avait fait l'ablation d'un premier polype à la malade, s'apercevant que l'utérus présentait encore une petite tumeur dans sa cavité, ne put, pendant un nombre de jours, établir le diagnostic et resta indécis sur l'existence d'un deuxième polype fibreux intra-utérin ou d'une inversion partielle de la matrice. M. Guéniot, qui remplaçait M. Richet dans son service et qui reprenait cette malade sur laquelle M. Richet fixait spécialement son attention, ne put, après tous les moyens d'exploration, être mieux fixé que son maître.

Il eut recours alors à l'acupuncture, qui lui fit diagnostiquer un polype fibreux par les raisons suivantes : que l'aiguille, après avoir traversé une couche molle, s'implantait difficilement sur une couche dure, résistante, et qui la faisait incurver, et qu'enfin la piqûre ne déterminait aucune douleur chez la malade. Ce chirurgien put alors faire l'ablation de la tumeur. Que l'acupuncture ait pu fournir des notions pour distinguer un corps fibreux d'une inversion utérine partielle, nous l'accordons ; mais il restait encore un point à établir avant d'opérer, à savoir si le corps fibreux était pédiculé et quel était son point d'insertion. Je suppose, puisqu'il n'en est nullement fait mention, que MM. Richet et Guéniot, trouvant au col une ouverture d'une pièce de 2 fr. qui permettait l'introduction du doigt, ont fait leurs explorations en dehors des époques menstruelles ; que si l'examen avait été fait durant les époques, probablement auraient-ils pu, avec une semblable dilatation, explorer exactement le fond de l'utérus et reconnaître le polype et ses rapports. Il est vrai que la malade n'avait jamais eu d'enfan set que l'exploration devenait plus difficile.

Cependant j'imagine, quoique M. Guéniot ne le dise pas, que, pour porter une ligature sur le polype situé au fond de l'utérus, il a bien fallu qu'il introduise le doigt jusqu'au fond ; qu'avant de jeter la ligature, il a fallu qu'il s'assure avec précision de la situation positive et du point d'insertion pour ne pas s'exposer à un mécompte, et qu'enfin le toucher

rins, insérés beaucoup plus bas, sur le col ou à son ouverture supérieure, déterminer des accidents semblables et la mort. Sur les quinze observations analysées par M. Larcher, on en trouve cinq dans ce cas. Une appartient à M. Nélaton (BULLETIN DE LA SOCIÉTÉ ANATOMIQUE, 1re série, l, XXII, p. 337, 1847), une à M. Barth, celle au sujet de laquelle M. Larcher a publié son dernier mémoire; une communiquée par Loir à la Société de chirurgie; une communiquée par M. Pinaut à la Société anatomique de Paris, et enfin celle qui est due à M. Viardin (de Troyes).

Si on compulsait soigneusement les faits publiés, on verrait que les cas terminés malheureusement sont beaucoup plus fréquents encore. En tout cas, il reste démontré que le polype, dont le point d'insertion est au fond de l'utérus, doit se terminer par la mort si on n'arrive à préciser le diagnostic.

J'aborde une seconde observation, antérieure à celle que je viens de citer, mais qui ne devait trouver place qu'après elle à cause de la gravité moins grande, et pour démontrer de la manière la plus complète qu'un polype fibreux ayant son insertion au col de la matrice est très-facile à faire basculer dans une manœuvre opératoire et à entraîner de l'utérus dans la cavité vaginale, par conséquent qu'il est très-facile à enlever. Cette observation démontrera encore sans réplique qu'un tel polype tend à s'engager dans le museau de tanche pendant une hémorrhagie ou pendant l'époque menstruelle, pour remonter dans la cavité utérine quand les règles ou l'hémorrhagie ont cessé, et que les médecins qui ne visitent pas les malades dans les premières conditions commettent des erreurs fatales de diagnostic capables d'entraîner la perte des malades.

---

seul a pu compléter les notions dont le chirurgien avait besoin avant d'opérer.

Cette observation est donc une preuve irrécusable de la très-grande difficulté du diagnostic, et démontre la nécessité impérieuse de faire l'examen des malades pendant la période menstruelle parce que l'utérus se prête alors mieux à cet examen.

DEUXIÈME OBSERVATION.

POLYPE FIBREUX INTRA-UTÉRIN VOLUMINEUX, PÉDICULÉ SUR LA PARTIE GAUCHE DE LA CAVITÉ DU COL VERS SON OUVERTURE SUPÉRIEURE, AYANT DONNÉ LIEU A DE TRÈS-FRÉQUENTES HÉMORRHAGIES QUI ONT ENTRAÎNÉ L'ANÉMIE; MÉCONNU PENDANT QUATRE ANS PAR LES MÉDECINS QUI ONT TRAITÉ LA MALADE, RECONNU DANS LE COURS D'UNE MÉTRORRHAGIE ET ENLEVÉ QUINZE JOURS APRÈS AU DÉBUT DE L'ÉPOQUE MENSTRUELLE.

Madame Morg..., 35 ans, bonne constitution, tempérament bilieux-sanguin, n'ayant jamais fait de maladie, mère de plusieurs enfants, habitait la Ferté-sous-Jouarre. Il y a quatre ans et demi, après une suspension des règles de trois mois environ, cette dame avorte sans que des circonstances exceptionnelles paraissent avoir entraîné cet accident. C'est la première fois qu'elle ne mène pas la grossesse à terme.

Les suites de cette fausse couche furent longues et très-pénibles, au dire de la malade; et au fait, toujours d'après son dire, elle ne s'est jamais bien rétablie.

Il y a mieux. Il lui est resté une douleur sourde dans la limite qui sépare le flanc de la fosse iliaque gauche, et un ou deux jours avant l'apparition de ses règles, elle éprouve sur ce même point une douleur violente qui s'irradie dans le bas-ventre, sur le corps de la matrice. Elle appelle cela une crise. Ce n'est qu'après un jour d'écoulement des menstrues que ces douleurs disparaissent. Elle compare ces douleurs du bas-ventre à celles qu'elle éprouvait, à un certain moment, dans le travail de parturition, et il lui semble qu'elle a un abaissement de matrice. Les règles sont de vraies hémorrhagies assez régulières généralement sous le rapport de la périodicité. Une fatigue un peu forte, un effort pour soulever un fardeau, la marche prolongée, etc., etc., les suscitent immédiatement.

Maintenant, comme renseignement, elle déclare que dans son pays elle a été traitée pour une inflammation de matrice, et elle est convaincue qu'elle a une maladie chronique incurable. De forte et bien constituée qu'elle était, elle s'est amaigrie considérablement depuis ces quatre années et demie; elle est devenue anémique, avec teinte pâle de la face; elle s'essouffle facilement à la marche, est incapable de travailler et éprouve de fréquentes palpitations. Ne pouvant plus se livrer à un travail actif en province, on lui a conseillé de venir s'installer à Paris pour y exercer une profession sédentaire.

Dans le commencement d'août dernier, elle vint donc à Paris faire l'acquisition d'un magasin de papeterie en vente, 18, rue Miromesnil. Après l'acquisition elle s'y installa, et le 15 du même mois, par suite des fatigues de son installation, elle fut prise de ses crises ordinaires avec hémorrhagie utérine. Je fus appelé alors auprès d'elle pour la première fois. J'écoutai patiemment toute son histoire, dont je fis la part des illusions. Je cherchai de suite à calmer la douleur et à arrêter l'hémorrhagie par les réfrigérants appliqués sur le bas-ventre. Madame Morg... avait eu ses règles quinze jours avant; ceci n'était donc qu'une perte de sang occasionnée par les circonstances récentes. Tout cela m'avait donné à réfléchir; je pensais à un corps fibreux intra-utérin, mais je ne pouvais pas, de but en blanc et à ma première visite, demander à explorer une malade, en face de laquelle je me trouvais pour la première fois.

Le lendemain 16, les douleurs avaient cessé complétement et la perte était presque éteinte. Madame Morg... se trouvait heureuse et me renouvelait toute l'histoire que je viens de raconter.

Je lui dis que je soupçonnais un corps fibreux inclus dans la cavité utérine, et la priai de vouloir bien me laisser livrer à un examen devenu nécessaire. Elle parut incrédule, et son mari présent ne l'était pas moins qu'elle; en sorte qu'il fallut beaucoup de supplications pour la décider à un examen qui lui répugnait, du reste, souverainement.

Cependant sa résistance fut vaincue. L'exploration du col fut assez facile. Il y avait encore une dilatation qui permettait d'engager l'extrémité de l'indicateur. Je sentis distinctement une petite tumeur de la grosseur d'une noisette qui était engagée dans l'ouverture interne du col, mais je ne pus aller plus loin.

Cela me suffisait et mes prévisions étaient corroborées par le fait. J'expliquai alors à la malade et au mari comment, à la prochaine apparition des règles, je pourrais peut-être la débarrasser de la maladie qu'elle croyait incurable.

Cependant deux jours après, alors que madame Morg... était tout à fait bien, je voulus encore explorer l'utérus; mais cette fois, quoique le doigt pût pénétrer comme l'avant-veille dans l'orifice légèrement dilaté, je ne sentis plus rien; le corps fibreux était remonté dans le fond de l'utérus.

J'engageai alors les époux Morg... à me faire demander aussitôt l'apparition du sang à la prochaine époque, et j'attendis.

Le 1er août, je suis rappelé; madame Morg... avait ses règles depuis la veille tout au soir, et cette fois sans crise. Je me rends auprès d'elle à huit heures du matin.

Le col est plus dilaté qu'à mon premier examen; le doigt peut facilement être introduit jusqu'à la deuxième phalange. Il perçoit le corps fibreux engagé par son sommet inférieur dans la cavité du col jusqu'au museau de tanche. Je peux pénétrer entre le corps fibreux et les parois utérines, le palper dans toute son étendue, en le contournant en tous sens et aller le délimiter en haut et en arrière. De plus, je puis préciser qu'il y a un pédicule très-distinct, bien isolé, du volume d'un tout petit doigt, résistant, qui s'implante sur la paroi gauche du col, à l'orifice supérieur. De ce pédicule se détache le polype piriforme, à grosse extrémité supérieure.

Après avoir dessiné ce que l'exploration digitale m'a permis de concevoir, je promets de revenir à onze heures, muni des instruments nécessaires pour en opérer l'ablation.

Revenu à onze heures, muni des instruments nécessaires à tous besoins, la malade couchée sur le dos, en travers sur son lit, le bassin reposant sur le bord du lit, les jambes appuyées sur deux chaises et fortement écartées, l'indicateur de ma main gauche est introduit dans l'utérus, de façon à glisser entre les parois de l'organe et le corps fibreux. Il va contourner encore le polype comme le matin, et s'assurer à nouveau des rapports respectifs; cela fait, une pince à mors dentelés est glissée sur le doigt et parvient, toujours sous sa tutelle, dans la cavité utérine un peu au-dessus du col. Là, j'écarte les branches de la pince, et par un mouvement de rotation je parviens à engager dans l'écartement des mors le sommet inférieur du polype. Je serre alors l'instrument au moyen de l'écrou, et en poussant plus loin l'indicateur gauche resté en place, je vais en appliquer l'extrémité derrière la partie supérieure du polype. A ce moment je recommande au mari de presser fortement avec ses deux mains sur le bas-ventre, afin de pousser l'utérus en avant. Au même instant, tirant de la main droite sur la pince qui tient l'extrémité inférieure du polype, et appuyant très-fortement avec l'indicateur gauche sur son sommet, de façon à le pousser en avant et en bas, je parviens à faire franchir le col par la moitié du corps fibreux. La totalité ne pouvait sortir, retenue fortement par le pédicule devenu très-tendu et ne pouvant permettre un plus grand mouvement en avant.

Je confie alors la pince à traction au mari, en lui recommandant de maintenir au même point cette traction en avant. De la main droite je saisis des ciseaux longs et courbés légèrement sur le plat des lames, puis, sans désemparer, l'indicateur de la main gauche va s'engager en arrière du pédicule, en repoussant la paroi utérine où il s'attache. Les ciseaux sont glissés à plat sur ce doigt, et quand l'extrémité mousse est sous le pédicule, je fais avec la main droite un petit mouvement de retrait me guidant sur l'indicateur gauche et tournant la partie convexe des lames réunies sur les parois de la matrice; puis, écartant les lames au niveau du pédicule, l'une est engagée sous lui, dirigée par l'indicateur, et l'autre au-dessus; en sorte que le pédicule se trouve exactement dans l'écartement des lames. Alors l'indicateur s'assure de nouveau que le dos des lames entr'ouvertes des ciseaux s'applique bien sur la paroi correspondante de la matrice, et la repousse de façon à ce que le pédicule, bien pris au ras de son insertion, puisse être sectionné exactement. J'en fais la section graduelle et avec une certaine lenteur; quand la section du pédicule est opérée, je reprends la pince confiée au mari et entraîne au dehors ce polype dont la forme ne saurait mieux être comparée qu'à celle d'une petite pomme de calvi, un peu allongée à son extrémité. Le poids est de 222 grammes. Il n'y a que très-peu de perte de sang; le repos absolu est prescrit à la malade, à qui je n'ordonne que de la limonade au citron.

Les suites de cette opération ont été des plus heureuses.

Le lendemain 2, la malade avait dormi toute la nuit, n'avait eu d'autre perte de sang que celle d'une menstruation très-faible. La matrice était revenue sur elle-même.

Le 4, il n'y avait plus une goutte de sang. La malade mange avec appétit, se lève depuis la veille.

Le 5, elle va si bien qu'elle peut aller prêter au palais le serment exigé pour la vente de livres qu'elle a obtenu d'ajouter à son magasin de papeterie. Depuis lors, madame Morg... a repris force et vigueur; elle peut travailler. Elle a eu ses règles au commencement de septembre, octobre et novembre très-régulièrement et très-peu abondantes; la durée n'a jamais dépassé trois jours chaque fois. Ce corps fibreux conservé mesure 16 centimètres verticalement et 14 centimètres dans la plus grande circonférence.

J'ai revu et examiné cette dame après quatre mois. Je me suis assuré que l'ulcération résultant de la section du pédicule sur la paroi utérine était exactement cicatrisée et que le col avait repris sa conformation *normale*.

Il ressort de la relation de cette seconde observation : 1° que le polype fibreux intra-utérin donne lieu, dès le début, à des hémorrhagies compromettantes et à la phlegmasie utérine même chez la femme la plus vigoureuse; 2° que si l'examen de la matrice n'est pas exécuté durant l'époque menstruelle, fût-il fait par divers médecins et à divers intervalles, l'existence du polype peut ne pas être soupçonnée, et que moi-même qui l'avais reconnu dans un premier examen durant une métrorrhagie, je ne l'avais plus retrouvé quand l'écoulement du sang avait cessé. C'est une preuve irrécusable du fait bien établi par M. Larcher, à savoir qu'à chaque époque menstruelle la matrice cherche à expulser hors de sa cavité le corps étranger qui la gêne, et que le col dilaté par suite de ce travail, permet l'engagement de la partie inférieure du polype que l'on perçoit alors distinctement; 3° enfin, que c'est à la période menstruelle et surtout au début du travail qu'opère la matrice pour l'expulsion du polype, qu'il est facile d'en faire l'ablation lors même qu'on ne pourrait parvenir à le dégager complétement de la cavité utérine.

On est admis à croire, dans ce fait et dans celui de la première observation, que le polype existait déjà avant l'avortement, c'est-à-dire à une époque qui remonte à plus de quatre ans et demi pour ce cas-ci et à plus de six ans pour le cas de madame Duf... Nous avons, en effet, un point de repère pour marquer le point de départ. Madame Duf... et madame Morg... avaient eu plusieurs grossesses qu'elles avaient menées à terme. Elles avortent l'une et l'autre sans qu'aucun accident ait paru déterminer cet avortement; elles sont toutes deux atteintes de métrite; on peut même présumer que c'est la métrite qui a suscité l'avortement. — Or, n'est-on pas fondé à admettre que c'est la présence du polype qui a déterminé la métrite ou les contractions utérines, comme cela a lieu à chaque période menstruelle; et puis n'est-ce pas encore à partir de l'avortement que les pertes sanguines ont commencé et se sont perpétuées périodiquement?

TROISIÈME OBSERVATION.

POLYPE FIBREUX INTRA-UTÉRIN TRÈS-VOLUMINEUX RECONNU PAR UN PREMIER MÉDECIN, DIAGNOSTIQUÉ PAR UN DEUXIÈME, RECONNU A NOUVEAU PAR UN TROISIÈME, DIAGNOSTIQUÉ A NOUVEAU ET ENFIN ENLEVÉ.

Madame Charles Lef..., femme de 42 ans, bien constituée, tempérament lymphatique sanguin, obèse, ayant eu plusieurs enfants, concierge, n° 9, rue Traktir.

Pendant six ou sept ans, cette femme a été sujette à des métrorrhagies et à des règles surabondantes à chaque époque. Depuis ce temps-là elle a éprouvé aussi des pesanteurs au passage, quelquefois des douleurs d'un à deux jours de durée qui l'obligeaient à garder le lit. Bref, comme elle pouvait encore vaquer à ses affaires, elle ne consulta à ce sujet qu'en 1865.

Le médecin qui l'examina en dehors de ses époques méconnut l'existence d'un polype, crut à une métrite chronique. Le traitement qu'il prescrivit n'ayant rien changé à l'état de la malade, au bout de six à huit mois elle consulta un autre médecin. Lors de l'examen de celui-ci, il y avait une métrorrhagie intramenstruelle. Ce confrère reconnut l'existence d'un polype fibreux qui s'engageait dans le museau de tanche et proposa à la malade de la débarrasser. Elle refusa, parce qu'elle croyait que ce nouveau médecin se trompait et qu'elle pensait n'avoir qu'un abaissement de la matrice. Cinq à six mois se passent encore, et cette femme déclare avoir eu alors un suintement de sang continuel, tantôt plus tantôt moins fort. Cette circonstance l'empêchait de recourir à de nouvelles lumières. Pendant un moment de répit, elle fit appeler un médecin; c'était le troisième. Sa déclaration, après examen, fut qu'il n'y avait pas de polype et que la malade avait un abaissement de l'utérus. Il est évident pour moi qu'à l'examen de ce troisième confrère, le polype était descendu dans la cavité vaginale et qu'il a été pris pour un abaissement de la matrice. Enfin, dès ce moment, les pertes sanguines furent remplacées par un suintement séro-purulent avec odeur fétide par moments. Depuis, la malade pouvait sentir elle-même à l'ouverture de la vulve une tumeur qu'elle prenait pour la matrice abaissée.

Dans le courant du mois de mai 1867, elle fit appeler le docteur Guetser, médecin de la Société de son mari. Ce confrère, après plusieurs examens, déclara formellement à la malade qu'elle avait un polype descendu dans la cavité vaginale, se présentant à l'orifice de la vulve, et qu'il y avait urgence de se faire opérer. C'est alors qu'elle se confia à moi sans rien me raconter de toutes ces circonstances. Quand j'eus reconnu le polype et que j'eus proposé d'opérer immédiatement, elle me raconta seulement alors toute cette histoire en déclarant qu'elle avait cru que les médecins qui lui avaient dit qu'elle avait un polype s'étaient trompés.

Je demandai le nom du dernier confrère qui l'avait visitée, je lui fis donner rendez-vous pour le lendemain onze heures pour procéder à l'opération.

Le 12 juin, à onze heures, assisté par le docteur Guetser, je procède à l'ablation. En raison du volume du polype et de la grosseur du pédicule, j'avais résolu d'opérer avec l'écraseur linéaire. Le pédicule très-volumineux, de la grosseur du doigt indicateur, prend naissance sur la paroi gauche du col au-dessous de son ouverture supérieure, presque sur l'anneau. Le col, largement dilaté, coiffe la partie supérieure de la tumeur en s'appliquant exactement sur elle, de façon que si on ne contournait pas avec le doigt cette tumeur dans toute sa circonférence, il serait facile de se méprendre sur sa pédiculisation, qui alors passerait inaperçue. Ceci me fait comprendre que peut-être, dans un examen superficiel, le médecin qui a vu la malade l'avant-dernière fois, a pu se tromper et prendre pour un utérus abaissé ce polype, qui semble se continuer exactement vers la matrice, excepté sur le point gauche indiqué où le museau de tanche, légèrement relevé en manchette, laisse un hiatus au fond duquel on perçoit le volumineux pédicule.

La malade couchée sur le dos, en travers du lit, les jambes écartées et les pieds appuyant sur des chaises, pendant que mon confrère

M. Guetser presse sur le bas-ventre, je saisis le polype avec une pince à érigne et je l'attire autant que possible hors de la vulve, le faisant sortir plus de moitié; alors confiant les pinces à mon confrère qui les tient de la main gauche pendant qu'avec la droite il continue de presser sur le bas-ventre, je puis facilement glisser la chaînette de l'écraseur linéaire en arrière et au-dessous du pédicule, puis la reprendre au-dessus et l'embrasser ainsi dans une anse de cette chaînette; après quoi je puis articuler l'écraseur et le faire fonctionner. Dix minutes ont suffi pour opérer l'écrasement avec la lenteur voulue, sans que la malade ait éprouvé de souffrances notables et sans qu'il y ait eu la moindre perte de sang. Ce polype fibreux mesure 20 centimètres de long et 20 centimètres sur sa plus grande circonférence. Il est pyriforme. Son poids est de 275 grammes. Les suites de cette opération n'ont été signalées par aucun accident. Quatre jours après la malade vaquait à ses affaires. Je l'ai revue plusieurs fois. Il n'est rien survenu de particulier et la santé a continué à être excellente. Quand on explore l'utérus, ce qui m'est arrivé après quinze mois, on trouve la portion gauche du col épaissie, la lèvre antérieure proéminente dans sa partie gauche et formant avec la partie correspondante de la lèvre postérieure une saillie oblique. Le col lui-même reste mollasse et entr'ouvert. Le doigt peut sentir, en pénétrant, une intumescence indurée sur le point où s'insérait le pédicule.

Dans ce cas, l'un des plus simples du reste, à cause du volume considérable du polype, de son insertion au col, de son expulsion déjà ancienne dans le vagin, le polype a été méconnu par deux médecins, 1° probablement quand il était encore inclus dans la cavité utérine; 2° quand, échappé de cette cavité, il était engagé dans le vagin coiffé supérieurement par le museau de tanche. Dans la première phase il n'a pas été reconnu, parce que les explorations ont toujours été faites, d'après le dire de la malade, hors de l'éruption menstruelle. C'est qu'alors le col contracté repoussait dans la cavité la masse fibreuse et ne permettait plus l'introduction du doigt. On s'explique plus difficilement, sinon par manque d'expérience, qu'il ait été méconnu dans la seconde phase, c'est-à-dire quand il était engagé dans la cavité vaginale. Il n'a pu certainement être pris alors que pour le col lui-même de l'utérus, très-hypertrophié et allongé.

Ce n'est du reste pas la première fois que semblable méprise a eu lieu. Dans une observation insérée, en 1855, dans le MONITEUR DES HÔPITAUX, j'en ai cité un autre remarquable exemple dont on lira le sommaire dans l'observation suivante.

QUATRIÈME OBSERVATION.

POLYPE MÉCONNU PAR TROIS MÉDECINS ; OPÉRATION DANS UNE PÉRIODE AVANCÉE DE CACHEXIE ANÉMIQUE.

En 1855, je publiai, dans le MONITEUR DES HÔPITAUX, l'histoire fort curieuse d'une malade atteinte depuis nombre d'années d'un polype fibreux intra-utérin qui, même expulsé de la cavité utérine dans la cavité vaginale, après avoir donné lieu à des métrorrhagies pendant des années, avait été méconnu dans cette dernière situation et pris par trois médecins pour une tumeur du col de l'utérus.

De fait, cette malade était épuisée et dans le marasme quand je la vis; elle éprouvait des pertes séro-purulentes, fétides, contre lesquelles on employait des injections désinfectantes. Au premier examen, il était difficile de s'assurer si cette tumeur était réellement un polype, tant le col de la matrice s'appliquait exactement sur sa partie supérieure, de façon à laisser croire que ce n'était que la portion sous-vaginale de la matrice hypertrophiée. Mais lorsque, ne trouvant aucun orifice à cette tumeur, et plongeant le doigt indicateur profondément dans le vagin, je contournai exactement sa partie supérieure, je pus discerner que les lèvres amincies du col étaient appliquées sur elle. Je pus introduire le doigt entre les lèvres et la tumeur, et trouver finalement le pédicule qui l'attachait à la paroi interne droite du col.

Le lendemain, je fis l'ablation de ce polype en présence de M. Luër, qui voulut bien me prêter son concours pour l'application de l'écraseur linéaire de M. Chassagnac au moyen duquel je sectionnai le pédicule fort volumineux. Ce polype fibreux était très-gros, pesait 450 grammes. L'opération ne fut suivie d'aucun accident; la malade, quoique épuisée, la supporta bien. Elle fut longtemps, fort longtemps à se remettre de l'état d'anémie profonde où elle était arrivée.

Voilà un polype fibreux intra-utérin qui a été méconnu pendant des années lorsqu'il déterminait des hémorragies. Il est à parier que pendant ce temps, il n'était pas arrivé à l'orifice du col, ou que l'exploration n'était pas faite pendant les époques menstruelles.

Mais plus tard, quand les contractions utérines l'eurent expulsé dans la cavité vaginale, qu'il ne déterminait plus d'hémorrhagie alors, et qu'il ne donnait lieu qu'à des pertes muco-purulentes, il fut encore méconnu. Ce temps n'a pas duré moins de trois mois. On peut affirmer que, pendant ce temps, il était resté engagé dans le vagin, puisque trois médecins l'avaient pris pour une tumeur du col, tumeur de mauvaise nature, et qu'il n'y avait plus d'hémorrhagie : et cependant, dans cette situation, il a été méconnu. Preuve que le diagnostic offre encore certaines difficultés, même quand le polype est sorti de la matrice.

Du reste, cette observation a son analogue dans l'observation III, où, tandis qu'un médecin reconnaît un polype engagé dans le vagin, un autre le prend pour un prolapsus utérin, l'erreur est grossière, c'est vrai, mais enfin elle a été fort souvent commise par des hommes dépourvus d'expérience d'exploration ou qui ne se livraient qu'à un examen superficiel, incomplet.

CINQUIÈME OBSERVATION.

POLYPE MUCO-FIBREUX INTRA-UTÉRIN, A LONG PÉDICULE; HÉMORRHAGIES FRÉQUENTES ET PÉRIODIQUES, PUIS CONTINUES, SUIVIES ENSUITE D'UN ÉCOULEMENT DE SANIES FÉTIDES.

Madame Mont..., 22, rue de Lévy, Batignolles, âgée de 58 ans, avait cessé d'être réglée depuis dix ans. Sa santé était irréprochable, quand, en janvier 1866, elle fut atteinte de métrorrhagie de quelques jours de durée. Le même accident se reproduisit à intervalles irréguliers, mais ne dépassant jamais deux mois. En janvier 1867, les pertes sanguines, d'intermittentes qu'elles étaient, devinrent continues; mais alors ce n'était qu'un suintement de sang et non une vraie hémorrhagie. Cependant cette malade s'était affaiblie progressivement et restait dans cet état sans consulter, parce que l'absence de douleurs lui donnait une certaine sécurité. En juin de la même année, au lieu d'un suintement sanguin, il survient un écoulement abondant de sanie, mélange de mucus et de sang, qui répandait une odeur fétide. A cette nouvelle apparition, elle se croit atteinte d'un cancer et me consulte. Cet écoulement était si abondant que la malade était obligée de se garnir plusieurs fois par jour, et quand elle enlevait ses serviettes, le liquide coulait entre ses jambes et souillait tous ses linges.

Je l'examine pour la première fois le 16 juillet. C'est dans la position debout que je fais la première exploration. L'indicateur introduit dans le vagin perçoit de suite une tumeur de la grosseur d'une noix, pendante dans la cavité vaginale, et tenant à la matrice par un long pédicule qui s'insère sur la face interne de la paroi gauche du col.

Le col est grandement dilaté et le doigt peut pénétrer fort avant. La malade est ensuite couchée sur le dos et je procède à l'examen au moyen du spéculum pour me rendre un compte exact de l'état de l'utérus. Dans cette situation, soit que le spéculum refoule l'utérus, soit que la position joue un rôle actif, au lieu de voir une tumeur flottant dans le vagin, j'aperçois cette tumeur dans le museau de tanche qu'elle oblitère; elle était donc remontée. Son aspect est rouge, et elle a une surface tomenteuse, framboisée; il s'échappe de la matrice une sanie ichoreuse dont l'odeur est repoussante. Au reste, le col paraît tuméfié, mollasse, et les lèvres présentent de nombreuses granulations. Je remets l'opération au lendemain, avec l'intention bien arrêtée de cautériser au fer rouge après l'ablation du polype.

Le 17 juillet, je procède à l'opération. Comme le polype descend dans le vagin quand la malade est debout, c'est dans cette position que j'opère. L'indicateur de la main gauche, introduit dans la cavité du col, va contourner le pédicule et s'assurer de son point d'insertion; alors, le doigt servant de guide à des ciseaux longs, courbes sur leur tranchant et mousses à l'extrémité de leurs lames, je fais aisément la section du pédicule au niveau de la paroi du col. Le polype est amené ensuite hors du vagin.

Deux cautères actuels sont rougis à blanc; la malade placée en travers sur son lit, les jambes fléchies et reposant sur des chaises, le spéculum est introduit. Je vois le col entr'ouvert, présentant une ulcération sur le point d'insertion, des granulations nombreuses sur les deux lèvres mollasses et épaissies. Avec le premier cautère je brûle profondément l'ulcération et toute la face interne de l'ouverture inférieure du col; puis, avec le second, je brûle les lèvres de façon à emporter toutes les granulations, pour avoir une eschare qui embrasse le museau de tanche et toute la portion interne, inférieure du col.

Aucun accident notable n'a suivi cette opération. Pendant cinq semaines la malade a été sujette à un écoulement d'abord sanieux, mais sans odeur, puis à un écoulement de mucosités, avec mélange de détritus escharotiques. Bref, dans les premiers jours de septembre, la guérison était radicale. Depuis, madame Mont... s'est toujours bien portée et n'a plus eu le moindre accident du côté de l'utérus. Elle a repris ses forces et a pu vaquer largement à toutes ses occupations. Le pédicule de ce polype, du volume d'une petite plume d'oie, avait une longueur de 4 à 5 centimètres et était de structure fibreuse. La tumeur, sectionnée en deux parties égales, présentait la consistance et l'aspect du fibrome; dans ses couches concentriques la surface externe seule était mollasse, tomenteuse, comme s'il s'était agi d'une tumeur fibreuse revêtue d'une muqueuse épaissie et finement granulée.

Voilà un polype d'abord intra-utérin, puis expulsé dans la cavité vaginale. L'évolution des accidents auxquels la malade a été soumise peut expliquer aisément l'évolution de la tumeur elle-même. Son insertion sur le col explique l'apparition des hémorrhagies premières.

Les hémorrhagies intermittentes correspondaient au travail intermittent d'expulsion de la part de la matrice qui cherchait à éliminer de sa cavité cette tumeur faisant fonction de corps étrangers.

L'écoulement continuel du sang qui a succédé aux métrorrhagies intermittentes, et qui était peu abondant, indique le moment où la tumeur a franchi le col pour pénétrer dans la cavité vaginale. Le suintement sanguin était alors entretenu par la présence du pédicule interposé entre les lèvres du col qu'il maintenait béant.

Quand la sanie ichoreuse, fétide, a succédé au simple écoulement sanguin continu, il s'était développé une inflammation sur la muqueuse de revêtement, autant par les frottements, l'irritation continuelle, déterminés par le pédicule dans les divers mouvements, que par ses tiraillements, etc.

Une remarquable particularité dans ce cas, c'est que le polype remontait quand la malade était couchée sur le dos, qu'il tendait à remonter dans la matrice, malgré la longueur de son pédicule, et cela parce que les changements de position de l'utérus l'attiraient vers sa cavité. Ceci explique assez bien comment certains polypes ont pu être perçus dans la cavité du vagin, puis ne plus être perçus, remontés qu'ils étaient, dans la cavité utérine. C'est surtout chez les femmes encore réglées que ces migrations intermittentes ont été observées, parce qu'il y a alors un travail périodique de congestion et de contraction de la part de la matrice. Chez les femmes arrivées à la ménopause, la migration, ou plutôt la réascension du polype dans la cavité utérine, doit être plus exceptionnelle, en tant que polype d'un petit volume et à long pédicule. Aussi, chez la malade en question, le polype, une fois tombé dans le vagin, n'a plus regagné la cavité utérine, ce que prouvent l'évolution des accidents successifs et la persistance des derniers.

SIXIÈME OBSERVATION.

POLYPE FIBREUX INTRA-UTÉRIN CHEZ UNE FEMME DE 50 ANS ARRIVÉE AU DERNIER ÉPUISEMENT PAR DES HÉMORRHAGIES LONGTEMPS PROLONGÉES.

Voici l'observation sommaire d'un polype fibreux intra-utérin très-ancien, et que j'ai été appelé à opérer en 1848, par le docteur Maréchal fils, de Fumay (Ardennes).

Il s'agit d'une paysanne du village de Hargnies (Belgique), à deux lieues de Fumay, de 50 ans environ. Cette femme, de constitution primitivement robuste, avait commencé, à 40 ans environ, à avoir des pertes de durée et dates variables. Elle regardait ces pertes comme une préparation au retour d'âge. Elle éprouvait également à cette époque des douleurs de reins parfois intenses, surtout aux approches des pertes; la malade prenait ces douleurs pour des douleurs rhumatismales. De 1842 à 1847, elle supporta ces pertes sanguines, devenues de plus en plus fréquentes, toujours persuadée qu'il s'agissait de la ménopause. Elle s'affaiblissait graduellement, mais elle supportait stoïquement cette position sans consulter. En octobre 1847, elle confia sa position au docteur Maréchal, mais elle ne voulut se soumettre à aucune exploration, demandant seulement des remèdes pour arrêter le sang et remonter ses forces.

On ne peut se faire une idée des façons d'être de ces habitants de campagne qui, crainte de payer quelques visites, préfèrent se laisser mourir quand ils ne sont pas soumis à des douleurs intolérables. Mon confrère Maréchal fit de son mieux. A sa première visite, il conçut le soupçon d'un polype utérin, mais il ne put vaincre l'opiniâtre résistance de la malade.

D'intermittente, l'hémorrhagie passa à l'état continu, et cette femme eut la force et le courage de supporter encore pendant deux mois les pertes de sang devenues moins considérables, mais incessantes. Mon ami Maréchal fut rappelé en janvier 1848. Il put alors examiner la malade et se convaincre qu'elle avait un très-volumineux polype descendu dans la cavité vaginale.

Il proposa l'opération, la malade refusa carrément.

Il me priait, au commencement de février 1848, d'aller voir une malade à Fumay; il me recommandait en même temps d'apporter les instruments nécessaires pour l'ablation d'un polype intra-utérin, dans le cas où la malade de Hargnies voudrait se laisser opérer. Je me rendis à son invitation, et, après la consultation pour la malade de Fumay, nous partîmes pour Hargnies.

La paysanne en question était au lit qu'elle ne quittait plus depuis un mois. Elle était dans un amaigrissement voisin du marasme, d'une pâleur de cire, incapable de faire un mouvement dans son lit, dans un état profond d'anémie. Elle ne perdait plus que des eaux rousses d'une odeur repoussante. Elle se résigna bien vite à subir l'opération dès que je me fus assuré qu'il y avait un polype fibreux qui garnissait tout le vagin et dont le pédicule, de la grosseur du doigt annulaire, s'insérait sur la partie droite interne du col qui était retroussé sur lui en manchette.

L'opération fut simple, facile. Avec une pince à érignes, je fis saillir le polype hors de la vulve pendant que mon collègue et ami pressait sur le bas-ventre. Quand la matrice fut arrivée au niveau de la vulve et que je pus voir distinctement le pédicule d'insertion, j'en fis, avec de forts ciseaux, la section au ras de la paroi du col.

Tout cela se passa sans que la malade eût à faire de grands mouvements. L'opération fut bien supportée. Il n'y eut aucune hémorrhagie. Il fut administré immédiatement un peu de vin chaud. Le docteur Maréchal se chargea des soins consécutifs; le rétablissement, un peu lent, ne s'en fit pas moins. En 1849, cette paysanne retournait aux champs et la ménopause était définitivement établie.

Ce polype était fibreux, du volume d'une grosse poire, pesant plus de 500 grammes. Mon ami Maréchal le conserva. C'est le plus volumineux que j'aie eu à opérer.

On peut encore, ici, faire remonter le début de ce polype fibreux à huit années, puisque c'est huit années auparavant que la malade avait commencé à avoir des hémorrhagies utérines qu'elle regardait comme une préparation à la ménopause.

L'observation des faits et les déductions physiologiques démontrent que, dès qu'une tumeur se développe dans la cavité utérine, surtout dans cette partie qui constitue le col, elle donne lieu à des pertes sanguines tantôt coïncidant avec l'époque menstruelle, tantôt en dehors de ces époques: en sorte que les métrorrhagies, à quelque âge qu'elles se présentent, devront toujours éveiller l'attention des médecins à l'endroit du soupçon d'un polype, car c'est là le premier et le plus rationnel signe de son existence quand on n'a pu le constater matériellement par l'exploration. Il ressort encore de ce fait comme de la majeure partie des autres, que les polypes, dont le point d'insertion est dans le segment inférieur de la matrice, finissent toujours par être expulsés dans le vagin par le travail incessant de contraction de l'utérus, travail beaucoup plus actif aux époques menstruelles. C'est un corps étranger dont l'organe a un besoin incessant de se débarrasser. Mais pour que cette expulsion ait lieu, il faut avant tout que la matrice ait pu résister à une lutte continuelle; qu'elle n'ait point été frappée de phlegmasie violente; que ses parois ne se soient point amincies et déchirées sous ce travail contractif et permanent à une certaine époque ; il faut enfin qu'elle puisse échapper au sphacèle et à ses trouées consécutives, par suite de la compression plus ou moins énergique qu'elle doit subir sur quelques points.

Dans la plupart des cas, surtout quand l'insertion est au segment inférieur, les polypes sont pyriformes, c'est-à-dire que la masse fibreuse, en se développant, se moule exactement sur la cavité utérine, la grosse extrémité en haut, la petite en bas. Dans le cas d'insertion au segment inférieur, on comprend aisément que, par un mouvement de bascule consécutif à des contractions répétées, le polype finisse par être rejeté hors de l'utérus. Ceci est impossible quand l'attache est au fond utérin. Maintenant, une dernière observation : quand le polype a franchi le col, est tombé dans le vagin, il n'y a plus d'hémorrhagie intermittente, plus même d'hémorrhagie à proprement parler. On n'observe généralement alors qu'un suintement sanguin, ou séro-sanguin, suivant le temps depuis lequel le polype reste engagé dans la cavité vaginale. Quand l'écoulement séro-sanguin est fétide et surtout qu'il ne s'accompagne d'aucun signe de métrite aiguë, c'est que le polype est sorti de l'utérus depuis assez longtemps ; et alors on le trouve de suite dans la cavité vaginale à la première exploration. Les écoulements séro-sanguins ou séro-purulents par suite de métrite, le polype étant encore inclus dans la cavité utérine, s'accompagnent de tous les phénomènes de métrite ou de métro-péritonite qui donnent lieu à cet écoulement.

Par le fait et après analyse des observations publiées, il reste avéré qu'un polype fibreux intra-utérin ayant son insertion au segment supérieur, ne peut être expulsé spontanément dans la cavité vaginale par les contractions répétées de la matrice. Il faudrait, pour que la chose eût lieu, que la matrice fût extrophiée ou retournée sur elle-même, et alors des accidents graves président à cette extroversion. De là l'extrême gravité de ces sortes de polypes, puisque, méconnus, ils finissent par susciter des accidents mortels, et que, reconnus, ils doivent être opérés dans la cavité utérine, même avant qu'on puisse les attirer au dehors.

Les corps fibreux extra-utérins développés dans la cavité péritonéale ont une durée généralement longue, à moins d'accidents intercurrents qui viennent en compliquer la marche et compromettre la vie des malades. J'ai dit, au début, qu'ils offrent à cet égard une bénignité relative très-grande par rapport aux corps fibreux intra-utérins. On peut rapporter à trois ordres de phénomènes morbides ceux par lesquels ils menacent à la fin, par leur longue durée comme par leur développement excessif, la vie des sujets qui en sont affectés :

1° Les phénomènes de compression sur la veine cave inférieure, le système de la veine porte ou l'iliaque primitive. A la suite de ces phénomènes de compression on voit surgir l'œdème des extrémités inférieures, l'ascite, et l'œdème de la moitié inférieure du corps concurremment avec l'ascite. Le mécanisme de ces hydropisies est parfaitement expliqué par la gêne qu'éprouve la circulation dans la veine iliaque primitive dans le système de la veine porte ou dans la veine cave inférieure, quelquefois dans ces trois points à la fois, et ces trois sortes de suffusions séreuses surgissent alors presqu'en même temps.

2° Les subphlegmasies péritonéales, plus rarement la péritonite aiguë, soit que le frottement des corps fibreux sur le péritoine ou la gêne continuelle exercée par ces corps sur la séreuse déterminent à la longue les subphlegmasies ; soit que l'inflammation, commençant par les corps fibreux, s'étende à la séreuse péritonéale. C'est ainsi que j'ai vu sur une dame M..., 11, rue du Rocher, deux énormes corps fibreux s'enflammer, déterminer des symptômes de péritonite traduits par des douleurs péritonéales, la dépression du pouls, le grippement de la face, les vomissements verts porracés, la constipation et la fièvre. Ces accidents combattus activement et enrayés, l'inflammation des corps fibreux a poursuivi son cours, entraîné leur fonte purulente, si bien que je pus faire deux ponctions avec le bistouri, une dans la fosse iliaque gauche, une dans la région iliaque droite, près du pubis. De ces deux ponctions il s'écoula de suite environ deux litres de pus. Une injection iodée poussée par l'une des ouvertures venait sortir par l'autre : preuve que les foyers des deux lobes, qui me semblaient distincts, communiquaient ensemble. L'histoire de cette malade est tellement curieuse, que je dois en donner sommairement les principaux détails. Il s'établit chez elle une suppuration continue par les deux ouvertures. Pendant cinquante-cinq à soixante jours, il ne s'écoula pas moins de deux litres de pus par vingt-quatre heures. La malade ne pouvait plus conserver de linge sur elle ; elle avait établi un récipient au-dessous de son lit pour recevoir la suppuration conduite par une toile cirée en gouttière qu'elle avait placée sous elle. Pendant tout ce temps je lui faisais des injections iodées tous les deux jours et je ne pouvais, même avec ces injections, empêcher la fétidité de la suppuration, devenue telle que la chambre en était infectée au point qu'on ne pouvait y rester longtemps. La malade survivait cependant.

Pendant trois mois ensuite elle s'injecta elle-même de la teinture d'iode tous les trois ou quatre jours; elle se levait et marchait dans sa chambre, mais son ventre était une fontaine d'où il s'échappait à deux jets un pus séreux et de moins en moins fétide. Au bout de ces trois mois, près de six mois après les ponctions, elle ne perdait guère plus d'un demi-litre de pus par jour. Elle avait de l'appétit. Le fer, les toniques et une bonne alimentation maintenaient ses forces à un degré satisfaisant. Bref, pendant deux ans, elle eut deux fistules suppurantes; la suppuration diminuant graduellement, ce n'est que le trentième mois que les deux fistules furent complétement oblitérées, laissant des cicatrices en entonnoir, à dépression profonde. A cette époque, dans un dernier examen, je ne rencontrai plus sur les parties occupées primitivement par les tumeurs qu'une plaque indurée s'étendant obliquement de la fosse iliaque gauche au-dessus du pubis, un peu à droite. La palpation, exécutée en déprimant fortement les parois abdominales, la malade couchée sur le dos, ne laissait plus percevoir d'autres traces de tumeur que cette plaque indurée. Madame M... se porte fort bien aujourd'hui. Il y a huit ans qu'elle est guérie; je ne passe pas une année sans l'examiner pour m'assurer de la solidité de cette cure. Si le diagnostic, établi d'ailleurs par plusieurs confrères avant moi, n'a pas été en défaut; si nous n'avons pas pris pour des tumeurs fibreuses, ce que je ne crois pas, un kyste de l'ovaire à parois fibreuses, il est constant que c'est là un des plus beaux exemples de guérison de fibrome extra-utérin par voie d'inflammation suppurative.

Donc l'inflammation peut envahir ces masses fibreuses, et c'est un des accidents qui peuvent entraîner la mort.

3° Dans une troisième catégorie d'accidents qui peuvent entraîner aussi une issue funeste, se placent en première ligne les métrorrhagies, puis l'oblitération du calibre d'une portion d'intestin, de façon à ne plus permettre d'évacuation; enfin le sphacèle de partie ou totalité de la tumeur déterminé par un étranglement que subit le pédicule de différentes manières. Les métrorrhagies sont signalées généralement comme un phénomène qui, à un moment donné, tue presqu'à coup sûr les malades. Si j'en jugeais par mon expérience personnelle, je serais porté à croire que la métrorrhagie n'arrive pas souvent, au moins d'une façon compromettante. En effet, sur vingt malades que j'ai observées depuis nombre d'années, il n'en est qu'une chez laquelle je viens de constater cet accident : c'est la malade dont j'ai parlé déjà dans ce mémoire, cette malade chez laquelle j'ai découvert, en lui amputant le sein, un énorme fibrome extra-utérin qui garnit toute la cavité péritonéale. C'est le premier accident auquel ait donné lieu le fibrome depuis douze ans d'observation. L'hémorrhagie a duré quinze jours. Elle a débuté le 2 avril, par conséquent après le commencement de ma publication. Quand j'ai pu, après la cessation de l'hémorrhagie, explorer l'utérus, j'ai trouvé cet organe remonté dans la cavité abdominale ; le col effacé et évidé en entonnoir semble collé sur la paroi inférieure de la cloison vaginale.

Cette malade a pu vaquer à ses affaires après l'arrêt de l'hémorrhagie, et trois semaines après elle a eu ses règles comme d'habitude.

Si, relativement, les fibromes extra-utérins donnent si rarement lieu à la métrorrhagie, par contre les polypes fibreux intra-utérins s'annoncent dès le début par ce phénomène morbide, et sont cause de sa reproduction d'une manière intermittente ou continue, jusqu'à ce qu'ils aient été expulsés de la cavité utérine par les contractions de l'organe. En effet, quand le polype est descendu dans la cavité vaginale et s'y maintient, on n'observe plus guère alors qu'un écoulement de séro-sang ou de séro-pus, suivant les circonstances de volume, de conformation, d'implantation du polype, etc., mais la règle c'est la métrorrhagie pour les polypes fibreux intra-utérins, tandis que c'est l'exception pour les fibromes extra-utérins.

L'oblitération du calibre de l'intestin par les fibromes extra-utérins ou sous-péritonéaux est assez fréquente et facile à comprendre. Tantôt cette oblitération est complète et irremédiable, lorsque avec le volume qui presse sur l'intestin, la masse fibreuse a acquis des adhérences avec le mésentère. Si ces adhérences deviennent fibreuses, l'oblitération est alors absolue à un moment donné, et par cela même irremédiable. Les cas de quasi-oblitération sont fréquents ; ceux d'oblitération complète sont très-rares.

En 1861, j'ai été appelé pour la femme d'un confrère qui était atteinte subitement d'atroces douleurs abdominales, avec vomissements et impossibilité d'aller à la garde-robe. Le mari était absent au moment où la malade fut aussi violemment atteinte. Je pus constater de suite qu'il s'agissait d'un volumineux fibrome qui emplissait les deux tiers de la cavité abdominale, qui avait contracté de telles adhérences qu'il était impossible de produire le moindre déplacement, n'importe par quelles manœuvres ou quelles positions. La malade avait déjà pris plusieurs purgatifs, et depuis quatre jours elle n'avait pas eu d'évacuation. Elle ne pouvait même rendre aucun gaz par l'anus. Je la vis en consultation avec mon bien regretté ami Michon. L'introduction de longues canules en caoutchouc ne put rien; les canules ne pouvaient franchir les points oblitérés, n'importe dans quelle position. Bref, la malade succomba, le septième jour, avec tous les symptômes d'étranglement, vomissements de matières stercorales, ballonnement de la partie supérieure de l'intestin, etc., etc.

Quoique la canule indiquât une oblitération absolue déjà au-dessus de l'ampoule, il nous parut à peu près certain que cette oblitération portait sur d'autres points de l'intestin, car cette masse fibreuse, dure, arrondie, s'adaptant dans le bassin de façon à le garnir en entier, semblait adhérer partout, tant son immobilité était complète. Chose remarquable, cette dame n'avait jamais eu de métrorrhagie, c'est son mari qui nous l'assura. J'ai vu d'autres malades subir une compresion intestinale qui rendait les garde-robes très-difficiles, nécessitait fréquemment l'emploi des purgatifs, l'usage journalier des lavements; c'est le seul cas où j'ai vu les symptômes complets d'étranglement intestinal et suivi de mort.

Si, toutes choses bien examinées, les fibromes extra-utérins, ainsi que je viens de le démontrer, offrent une certaine bénignité eu égard aux fibromes intra-utérins, et surtout eu égard aux fibromes interstitiels, ils présentent cependant bien moins de prise à la thérapeutique. Tandis que les polypes fibreux intra-utérins peuvent, à peu près toujours, être enlevés quand ils sont reconnus, les autres, au contraire, échappent à peu près toujours aux ressources de la chirurgie. Et cependant on s'habituera un jour, ce qu'on a déjà commencé dans quelques cas rares, à chercher à en faire l'ablation par la gastrotomie, au moins quand un diagnostic bien précis aura pu faire supposer l'absence complète ou presque complète d'adhérences, et l'existence d'un pédicule nutritif, quel que soit son volume.

Mais si les corps fibreux extra-utérins sont généralement hors des ressources de la chirurgie, en revanche, ils offrent des exemples de retrait, de racroquinement, de décroissance par voie d'absorption qu'on ne rencontre guère dans les polypes fibreux intra-utérins. Ceux-ci croissent, emplissent la matrice, sont expulsés de sa cavité pour se loger dans le vagin, vivant de la matrice par le pédicule, et ne décroissent pas. S'ils ne s'échappent pas de la cavité utérine, ils donnent par leur persistance et leur accroissement naissance à des accidents plus ou moins formidables qui peuvent tuer les malades; mais ils ne décroissent pas, ne s'atrophient point.

Tous les auteurs sont d'accord pour admettre que les fibromes extra-utérins se ratatinent quelquefois, disparaissent complétement quelquefois aussi, mais plus rarement, après la ménopause. Un fait si généralement accepté ne peut être que le résultat d'une observation générale et vraie.

J'ajoute, pour mon compte, que cette circonstance de la ménopause n'est pas nécessaire pour obtenir quelquefois l'atrophie ou la disparition de ces tumeurs.

J'en ai deux exemples frappants que je ne puis m'empêcher de citer en extrait : l'un d'eux surtout excitera d'autant plus d'intérêt qu'il a passé par les mains de MM. Ricord et Demarquay. Je ne prétends pas que le traitement ait eu une bien grande action sur le retrait des tumeurs; j'en fais plus d'honneur aux actes intimes et par cela même occultes de la nature, car ce traitement, devenu banal et vulgaire, échoue dans la grande majorité des cas.

Premier cas. — Mademoiselle X..., demeurant rue Petrel, souffrant depuis longtemps, fort longtemps, dans les reins et le bassin, me consulte en 1858. Un examen complet par le vagin et la palpation abdominale exécutés alternativement et simultanément me démontrent l'existence d'un fibrome de la grosseur d'une grosse poire dans la fosse iliaque droite. Comme cette personne était maigre, les parois abdominales pouvaient être parfaitement déprimées, et, tandis que la main gauche explorait par le vagin, la main droite pouvait percevoir aisément par l'abdomen, presser en tous sens, communiquer des mouvements de ballottement sentis par la main gauche. En un mot la tumeur pouvait être prise entre les deux mains et donner toutes les sensations de dimension et de contexture. Bref, je restai pleinement convaincu qu'il s'agissait d'un fibrome extra-utérin avec insertion sur l'ovaire droit ou la portion droite de l'utérus.

Le traitement prescrit consista dans l'administration de l'iodure de potassium à la dose de 1, 2 et 3 grammes par jour, de bains alcalins et iodés et de bains sulfureux en alternant; en injections vaginales avec la saponaire et l'alun, quelques purgatifs salins, et la tisane de gaïac et de salsepareille.

Pendant deux ans, je vis de temps en temps cette malade. La tumeur me parut diminuée un peu, mais je n'y attachai pas d'importance. Chose incroyable, je restai deux ans après sans revoir mademoiselle X..., et pendant ces deux ans encore elle ne cessa son traitement de temps en temps que pour se reposer un peu et le reprendre ensuite. C'était une ténacité peut-être sans exemple. Ce traitement ne varia jamais, et elle prétendait s'en trouver bien.

En 1863, il y avait plus de deux ans que je ne l'avais vue; elle se représente à moi. Il y avait un changement radical dans l'ensemble de sa constitution, c'est-à-dire qu'elle avait repris, non de l'embonpoint, mais des chairs, de la vigueur et une physionomie plus expansive. Elle me disait ne plus ressentir ni gêne ni douleur et se trouver très-bien. Elle venait se faire visiter pour savoir où en était sa tumeur. J'eus beau explorer de toutes les façons, en tous sens, dans toutes les positions, cette tumeur, je ne la retrouvai plus, je n'en trouvai même plus de vestige. Y a-t-il de ma part erreur initiale de diagnostic, ou la tumeur avait-elle réellement disparu? Ou il ne faut plus rien croire, ou il faut, en cette circonstance, reconnaître aux puissances organiques le mérite incontestable de la reprise par voie d'absorption des matériaux constitutifs de cette tumeur. C'est au moins une illusion avec laquelle je veux vivre.

En novembre 1866, alors que j'étais dans mon lit avec un érysipèle du cuir chevelu, cette demoiselle fut atteinte, à la suite d'un refroidissement par averse pluviale, de mal de Bright aigu ; le médecin qui lui donna des soins fit fausse route, et vingt-sept jours après, quand je pus me rendre auprès d'elle, je la trouvai infiltrée généralement avec un épanchement péritonéal sensible, un épanchement pleural gauche au tiers inférieur, des vomissements continus, l'affaiblissement caractérisé de la vue, et de la diarrhée. L'hydropisie générale arriva à un très-haut point. Inutile de relater le nouveau traitement qu'elle subit. Pendant un mois je crus à l'incurabilité de sa nouvelle maladie, tant l'albuminurie persistait intense, opiniâtre, et tant les suffusions séreuses étaient tenaces. Cependant, quatre mois après elle était radicalement guérie, et il y a trois mois, en janvier dernier je l'ai revue dans mon cabinet. Un examen complet, l'analyse des urines, m'ont confirmé que cette demoiselle avait échappé définitivement à la chronicité du mal de Bright. J'ai voulu encore une fois m'assurer si le fibrome extra-utérin était définitivement disparu, et je n'en ai pas à nouveau retrouvé de traces.

Deuxième cas. — Il s'agit ici d'une dame de 30 à 35 ans, 29, avenue Trudaine, chez qui le mari avait, depuis longtemps, reconnu une tumeur volumineuse dans la moitié inférieure de l'abdomen et qui avait été traitée par divers médecins.

A un moment donné survinrent des accidents aigus dans le bas-ventre qui entraînèrent rapidement le dépérissement de la malade, par l'acuité des douleurs, les vomissements presque continus, la fièvre, etc. Je relate ces circonstances telles que me les a rapportées la malade. Dans ce moment MM. Ricord et Demarquay furent appelés en consultation. Une ponction fut faite en arrière, à gauche, dans la cloison vaginale par M. Demarquay. Il s'écoula du sang. Le mari et la dame assurent que M. Demarquay a opéré une hématocèle rétro-utérine survenue intercurremment. A quelque temps de là, le 22 du mois de mai, je fus appelé à mon tour. Le mari était désespéré ; il était fermement persuadé que sa femme avait une volumineuse tumeur cancéreuse.

Je dois décrire aussi exactement que possible la position de cette dame quand je la vis la première fois. Elle me paraît très-amaigrie ; on m'assure qu'elle a été potelée, forte. Le facies est demi-grippé, d'un teint paille. Il y a une grande expression de souffrance, une irascibilité évidemment provoquée par la longueur du mal et la détérioration. Rien ne peut être supporté généralement, même les boissons les plus simples, qui sont rejetées par le vomissement. Quelquefois cependant, mais rarement, les aliments les plus indigestes, que la malade prend par caprice, sont en partie tolérés.

Le pouls est faible et bat 100 à 110 à la minute. Le soir il y a redoublement de la fièvre et de tous les accidents ; les nuits se passent dans l'insomnie. Le ventre est très-ballonné, surtout dans son disque sus-ombilical. La percussion donne un son tympanique dans toute la moitié supérieure de l'abdomen et sur les flancs. Il y a matité au-dessous de l'ombilic, dans toute la fosse iliaque droite et la partie inférieure de la gauche. Le palpation du ventre est fort douloureuse, la malade craint même qu'on l'approche. Cependant je puis percevoir, en palpant avec précaution, et les parois abdominales étant le plus possible en état de relâchement, une tumeur qui occupe presque toute la fosse iliaque droite, remonte à trois travers de doigt au-dessus du pubis et vient en diminuant aboutir à la fosse iliaque gauche. En explorant par le vagin, je perçois, à droite du col, dans le cul-de-sac vaginal, la même sensation de tumeur dure.

De temps en temps il s'échappe par le vagin du séro-pus sans odeur, puis il ne s'écoule plus rien. La malade prétend qu'il s'échappe assez souvent des gaz par le vagin. La garde et le mari assurent les avoir entendus surtout quand la malade urine. Il existe une fistule en arrière à gauche, dans le fond de la cloison; je perçois au spéculum l'ouverture fistuleuse; c'est le résultat de la ponction antérieure qui s'échappe. Pourtant aucune matière fécaloïde par cet orifice fistuleux. Les extrémités inférieures sont infiltrées, surtout celle de droite; les supérieures sont amaigries. La malade accuse une très-vive douleur sur le membre pelvien droit, s'étendant de la hanche à la cheville, comme dans la sciatique; elle tient toujours ce membre badigeonné avec du laudanum. Enfin elle est constipée, et, quand elle évacue par suite de lavement, la fin de l'évacuation est toujours diarrhéique. Depuis un mois elle ne peut mettre les pieds hors du lit.

Voilà, certes, un cas de tumeur fibreuse extra-utérine bien nettement caractérisée, qu'il y ait eu ou non hématocèle rétro-utérine incidente; qu'il y ait phlegmasie dans la tumeur elle-même ou dans le péritoine péri-utérin, peu importe, ce ne sont là que des accidents consécutifs et symptomatiques. L'essentiel est qu'il soit bien constaté que, bien longtemps et très-longtemps avant, la malade était affectée d'un fibrome volumineux, que le mari considérait comme une tumeur de mauvaise nature d'après les impressions qu'il avait reçues des divers médecins qui avaient vu sa femme, qu'il croyait être cancéreuse, sans qu'on lui eût prononcé le mot.

J'abuserais de la patience du lecteur si je voulais retracer en détail toutes les phases par lesquelles est passée cette intéressante malade, et si je voulais retracer tous les détails d'un traitement long et bien varié.

Je dois noter seulement que la fistule vaginale fut oblitérée six mois après en quatre cautérisations; qu'elle se rouvrit encore à la campagne, où le médecin de l'endroit obtint une oblitération définitive en trois cautérisations nouvelles.

A un an de distance, jour par jour, alors que je n'avais pas revu cette dame depuis sept mois, voici ce que j'ai pu constater, partant les preuves irréfutables de l'atrophiation, de la disparition du fibrome :

État général excellent, forces à peu près revenues, embonpoint comme aux meilleurs jours de la santé. Toutes les fonctions s'exécutent régulièrement, et la menstruation, qui avait été suspendue près de cinq mois, est revenue régulière, normale depuis sept mois. L'œdème considérable des extrémités inférieures est complétement dissipé depuis longtemps. Une seule chose est à noter à cet égard.

Le soir, il y a un léger empâtement, quelquefois un gonflement un peu dur aux jambes, et cependant il n'y a rien au cœur et pas de trace d'albumine dans les urines souvent analysées. Le matin, les jambes sont complétement désenflées. Si la malade ne fatigue pas trop, si surtout elle se repose dans le jour, alors le soir l'enflure est nulle. Toutes les circonstances me portent à croire qu'il y a quelques brides qui gênent encore la circulation, soit dans l'iliaque primitive, soit dans les deux iliaques. Y a-t-il eu phlébite adhésive à un moment, et le caillot obturateur se serait-il usé? C'est dans le rang des choses possibles. L'abdomen peut être aisément exploré en tous sens; les parois peuvent être facilement déprimées. Dans toutes les recherches exécutées avec soin au moyen de la percussion et de la palpation, soit par l'abdomen seul, soit par l'abdomen et le vagin, je n'ai plus retrouvé cette volumineuse tumeur que j'ai décrite. Il n'existe qu'une plaque indurée au-dessus du ligament inguinal droit, plaque qui ne mesure pas 4 centimètres de long sur 2 ou 3 de large, et qui se déprime facilement à la pression. Il est donc patent que cette malade est guérie non-seulement de tous les terribles accidents qu'elle a traversés, mais du volumineux fibrome dont elle était atteinte depuis nombre d'années, et qui avait provoqué les accidents en question. Le traitement a surtout consisté en bains sodiques et iodés, en frictions avec les pommades d'iodure de plomb, d'iodure de potassium, en l'usage fort longtemps continué à l'intérieur par la bouche ou par lavement de l'iodure de potassium; puis on a employé l'hydrothérapie combinée suivant les dispositions de la malade. Sans vouloir attribuer au traitement le mérite de cette cure, il convient de constater que si la nature en a fait les frais, c'est au moins en coïncidence avec le retour des règles qui persistent toujours.

Il résulte évidemment de l'étude que je viens de faire :

1° Que le fibrome interstitiel de l'utérus est de tous le plus rare, comme il est de tous le plus difficile à guérir ou à disparaître. La chirurgie n'a de prise sur lui que tout autant qu'il est limité à la partie sus-vaginale de l'utérus, et qu'on peut tenter alors de débarrasser les malades par la gastrotomie. Je ne sache pas qu'il existe dans la science un cas bien diagnostiqué où un tel fibrome ait disparu soit spontanément, soit sous l'impulsion d'un traitement bien adopté. J'ai lu tout récemment une observation dans l'Union médicale, où il est dit que le fibrome était en voie de résolution, avait diminué; mais cette observation, tout encourageante qu'elle est, ne porte pas la conviction dans l'esprit du lecteur (1). Ici les médications à employer sont générales ou locales, s'adressant à tout l'organisme, ou en guise de topiques sur place. Toutes les préparations indurées forment généralement la base du traitement constitutionnel. Les eaux minérales, surtout les eaux carbonatées sodiques à l'intérieur et en bains font également partie obligée de ce traitement. Les injections utérines, les topiques utérins résolutifs constiutent la médication locale. Inutile d'ajouter que le traitement varie suivant les complications, les accidents consécutifs, etc.

2° Que le fibrome extra-utérin qui se développe sur le corps même de l'utérus ou sur ses annexes offre une bénignité relative, puisque, ainsi que je l'ai démontré, il peut exister fort longtemps, acquérir des proportions très-grandes, se développer dans la cavité spacieuse et susceptible de développement de l'abdomen, sans compromettre bien souvent l'intégrité des fonctions, et cela parce qu'en se développant il repousse les parois abdominales et les force à lui faire place. Souvent il reste stationnaire après avoir acquis un déve-

---

(1) Il peut arriver, c'est incontestable, qu'un fibrome interstitiel soit spontanément expulsé de l'utérus, soit pendant, soit après le travail de parturition. C'est par une sorte d'énucléation du fibrome enfermé comme un kyste dans les parois, qu'a lieu l'expulsion, à force de contractions utérines. Tel est le cas dû à M. le docteur Julien et rapporté dans la séance du 27 mai 1868 de la Société de chirurgie par M. Depaul. Ce fibrome dur, arrondi, que M. Depaul regardait comme un monstre anidien et reconnu par M. Robin pour une tumeur fibreuse, avait été senti par le docteur Julien qui débarrassait de caillots sanguins la cavité de l'utérus d'une femme récemment accouchée, et n'avait pu être extrait par lui. Quatre jours après, l'utérus l'expulsait à force de contractions.

On cite bien des cas de polypes intra-utérins compliquant des grossesses et qu'on a pu extraire avant l'accouchement, sans que la marche de la grossesse ait eu à souffrir; on cite également d'autres cas où on a pu extraire les corps fibreux après l'accouchement — mais il s'agit presque toujours de corps fibreux pédiculés et non de fibromes interstitiels — et des fois, si les corps fibreux interstitiels n'empêchent pas parfois une ou plusieurs grossesses d'arriver à terme, il arrive aussi que ces corps fibreux sont toujours une menace d'autant plus terrible pour les malades que l'art reste généralement désarmé à leur endroit.

loppement plus ou moins considérable. Souvent aussi les accidents auxquels il donne lieu par sa présence se dissipent graduellement et permettent le retour à un état de santé qui laisse à désirer, mais qui laisse vivre les malades. Parfois ce fibrome disparaît, se ratatine, s'atrophie spontanément à la suite de la ménopause, ce qui est un fait bien et dûment acquis à la science. D'autres fois, même avant que la ménopause soit arrivée, il peut, autant par l'impulsion puissante des fonctions organiques que sous la tutelle des traitements, disparaître aussi, quel que soit le mode de rétrocession qui préside à cette disparition, ainsi que je l'ai prouvé par deux faits remarquables dont un a subi l'examen de plusieurs confrères et de chirurgiens distingués.

Enfin, ce corps fibreux, en raison de sa manière d'être généralement, c'est-à-dire en raison de sa végétation au moyen d'un pédicule plus ou moins volumineux qui lui sert d'implantation sur le corps de l'utérus ou de ses annexes, devient accessible à nos moyens chirurgicaux, et il est à espérer que, dans un avenir prochain, les malades pourront, dans certains cas bien diagnostiqués et bien précis, en être débarrassés par une opération que l'on pratique pour les kystes de l'ovaire, et qui, suivant probabilité, n'offrira pas de plus mauvaise chance.

3° Que les corps fibreux intra-utérins sont de toutes les productions fibreuses de l'utérus, sinon les plus graves, au moins celles qui conduisent plus rapidement à des accidents qui peuvent devenir funestes pour les malades. Comme c'est de ces derniers que je me suis plus particulièrement occupé, c'est par eux aussi que je terminerai les considérations ultimes qu'il me reste à émettre.

a. En raison des hémorrhagies que les corps fibreux intra-utérins suscitent ; en raison des autres accidents auxquels ils donnent lieu ensuite et que j'ai énumérés, ils doivent être enlevés aussitôt qu'ils sont reconnus.

b. Les corps fibreux intra-utérins ne paraissent pas susceptibles de disparaître spontanément, de s'atrophier. C'est au moins ce qui résulte de l'observation. Ils peuvent se détacher partiellement par suite de sphacèle, résultat d'une compression exercée par l'utérus sur une de leurs parties ; mais la portion pédiculaire repullule et s'accroît à la suite.

c. A la chirurgie appartient de les faire disparaître par une opération; la thérapeutique médicale n'a pas de prise sur eux, parce qu'elle ne peut les atteindre dans leur implantation.

d. Dès que l'éveil est donné sur la possibilité de l'existence d'un corps fibreux intra-utérin, le chirurgien doit aller de suite à sa recherche pour le diagnostiquer sous tous rapports et préciser son point d'insertion. Pour cela, il devra toujours choisir le moment de l'éruption menstruelle, parce que pendant cette période il trouvera une certaine dilatation du col qui facilite l'examen, et un abaissement du polype qui avance vers le museau de tanche par suite des contractions utérines, ce qui le rend plus facile à reconnaître.

e. Une fois le polype reconnu, quels que soient son volume, sa forme et son point d'insertion, il faudra procéder à son ablation pendant la période menstruelle; et chez les femmes qui ne sont plus réglées, agir pendant l'hémorrhagie, parce que l'expérience a prouvé que pendant l'hémorrhagie le col est dilaté, et que la matrice cherche à expulser au dehors ce corps étranger. C'est même ce travail qui, généralement, donne lieu aux hémorrhagies intermittentes; car une fois le polype engagé dans le museau de tanche, et le franchissant en partie, il suscite un écoulement continu de sang.

f. Les méthodes pour l'ablation des polypes fibreux intra-utérins varient nécessairement, suivant qu'ils sont sortis de la cavité utérine pour plonger dans la cavité vaginale, ou suivant qu'ils restent inclus dans la première. Sous ce dernier rapport, elles varient encore, suivant que le point d'insertion est dans le segment supérieur, ou dans le segment inférieur de la matrice; les procédés opératoires pour faire la section du pédicule sont différents suivant ces diverses circonstances. Un polype fibreux étant donné, s'il prend son insertion dans le segment inférieur de l'utérus, on pourra espérer, quelque soit son volume, le faire basculer, l'amener hors du col dans le vagin, et alors le pédicule sera d'autant plus facile à sectionner sur le point de jonction avec la paroi utérine. Pour cela, il faudra une ouverture suffisante du col, et sa dilatabilité, toujours possible dans la période menstruelle. On n'oubliera pas que dans ce cas, en agissant avec patience, lenteur et continuité, on pourra dégager le polype de l'utérus, et que le col se retroussera alors en manchette après le dégagement. Attirer le polype hors de la matrice constitue donc, avec l'ensemble des manœuvres à employer pour cela, une méthode. Quand le polype, quoique inséré au segment inférieur, ne pourra pas être amené au dehors, soit à cause de son volume trop considérable, soit parce que son insertion est à la partie la plus élevée de ce segment, ou par ces deux conditions réunies, etqu'on aura à craindre de lacérer les parois de la matrice par de trop fortes tractions ou des manœuvres trop violentes, il faudra alors recourir à une autre méthode, à celle qui s'applique aux polypes à insertion dans le segment supérieur. Les manœuvres opératoires devront alors s'exercer dans la cavité même de l'utérus, ce qui devient beaucoup plus difficile, plus délicat, et demande du tact et de l'habileté.

Cependant, quand on réfléchit qu'après un avortement de deux à trois mois de gestation, quand le délivre est retenu dans le fond de l'utérus, on peut aisément aller à sa recherche et l'extirper, soit avec les doigts, soit avec les doigts et des tenettes *ad hoc;* que la matrice se prête alors parfaitement à toutes ces manœuvres, on conçoit aisément qu'on puisse avec la même facilité aller à la recherche du polype intra-utérin pendant la menstruation, parce que la matrice offre alors des dispositions analogues à celles du travail d'avortement. Il reste donc à tracer les manœuvres à employer dans ce dernier cas; puis j'énumérerai les procédés de section du pédicule et les soins consécutifs.

Les manœuvres varient suivant la forme et le volume du polype. Si son volume est tel qu'il ne paraisse pas possible de l'extraire en totalité et d'un seul coup après la section du pédicule, il faut se résoudre à le diviser en deux pour extraire une portion après l'autre. Je m'explique : admettons que le polype a une étendue beaucoup plus grande dans son diamètre longitudinal que dans sa circonférence, comme dans ma première observation; en sectionnant par écrasement le corps fibreux dans sa moitié en longueur, on extrait de suite cette première moitié. Il y a alors de l'espace dans la cavité utérine, et l'on peut sans désemparer aller sectionner le pédicule qui soutient l'autre moitié; et, quand ce pédicule est sectionné à son tour au ras de la paroi utérine, on extrait la seconde moitié. Cela constitue la méthode. Cette méthode est en tout préférable aux autres, parce qu'elle permet d'extirper tout le corps fibreux exactement, et que la matrice, immédiatement débarrassée, revient sur elle-même, expulse les sanies par ses contractions et n'est point exposée aux chances d'inflammation ou de septicémie, comme cela arrive dans la méthode qui consiste à porter une ligature sur le pédicule et attendre ensuite l'expulsion du polype qui peut arriver à la putréfaction par sa mortification.

Je dis qu'il faut sectionner par écrasement gradué et le polype et le pédicule ; cette manière de faire enlève toute chance d'hémorrhagie, quoique l'hémorrhagie soit fort peu à craindre quand il s'agit de polype fibreux.

Si, par sa conformation et son volume, le polype paraît dans des conditions à pouvoir franchir en totalité le col, une fois le pédicule sectionné; si surtout il existe assez d'espace dans la cavité utérine pour pouvoir manœuvrer assez librement pour sectionner le pédicule, le polype pourra être enlevé en entier et d'un seul coup. Son morcellement devient nécessaire, au contraire, quand il n'y a pas assez d'espace pour la liberté des manœuvres. Alors la matrice, dégarnie de la moitié du corps qui l'obstrue, se prête beaucoup mieux à ces manœuvres pour l'ablation du reste.

Les méthodes consistent donc à attirer d'abord le polype dans la cavité vaginale, quand il n'y est pas, et à sectionner ensuite le pédicule presque à ciel ouvert; à manœuvrer dans la cavité utérine elle-même quand il est impossible d'attirer le polype dans le vagin, et, dans ce dernier cas, à sectionner le polype et extraire une première partie avant de sectionner le pédicule pour extraire la seconde, ou, si faire se peut, à sectionner immédiatement le pédicule et extraire ensuite la masse fibreuse. Les procédés varient suivant l'étendue et le volume du pédicule. Un pédicule large, diffus, mal délimité, exige l'étranglement par une ligature portée à sa base et serrée progressivement jusqu'à mortification. Ceci est de rigueur pour ne pas s'exposer à l'hémorrhagie consécutive. Quand le pédicule est bien délimité, quoique volumineux, et à plus forte raison quand il est de moyenne ou petite dimension, on le sectionne avec des ciseaux longs, mousses à la pointe et courbes sur le plat des lames ou sur le tranchant, suivant les cas. En tout état de causes, en pareille circonstance, je préfère me servir, pour la section du pédicule comme pour la division du polype lui-même, de longues pinces à polype, à mors allongé en cuiller et dentelé, avec écrou aux branches. Cette pince, introduite sur le doigt indicateur engagé dans la cavité utérine, peut manœuvrer aisément sous la tutelle de ce doigt et saisir la partie que l'on veut. Elle offre l'avantage de faire la section par écrasement lent et gradué en respectant intégralement les parois utérines.

Pour saisir le polype dans la cavité utérine et pouvoir l'attirer au dehors, il faut se servir de pince qui ne diffère de la précédente qu'en ce que le mors est mousse, les cuillers largement feutrées, pour que dans une forte pression le polype puisse être solidement tenu sans être lacéré dans les tractions.

C'est cette pince qui doit être engagée la première pour aller saisir le polype sur sa partie inférieur; puis il faut la maintenir serrée par l'écrou quand la portion est saisie. La pince à section doit être introduite ensuite; quand elle est arrivée sur la portion du polype à sectionner, ou sur le pédicule, en écartant les mors on saisit, on embrasse exactement la partie à sectionner; on serre ensuite et on fixe l'écrou; puis on serre un peu plus et on donne un second cran, et ainsi de suite jusqu'à cessation de résistance. Alors prenant la pince à tractions de la main droite et celle qui a sectionné de la main gauche, on exerce des tractions comme avec le forceps, et l'on arrive sans secousse brusque à extraire ainsi le polype détaché.

On a eu recours quelquefois à la dilatation du col par des éponges préparées pour aller à la recherche du polype. Ce système, auquel il ne faut recourir que dans les cas où il n'y a ni menstruation ni hémorrhagie, doit être rejeté absolument quand on opère pendant l'écoulement du sang; d'abord parce que la matrice, dans la période menstruelle ou pendant une hémorrhagie, se dilate assez sur le col pour permettre l'introduction de l'extrémité du doigt, et que cette introduction permet de dilater davantage et ordinairement assez pour les manœuvres à exercer; ensuite parce que la dilatation toute mécanique au moyen de l'éponge préparée suscite des accidents inflammatoires du côté de l'utérus, ainsi que le démontrent toutes les observations où ce moyen a été employé. Quelques chirurgiens soupçonnant ou ayant même la certitude d'un polype fibreux intra-utérin, donnent pendant un nombre de jours le seigle ergoté à plus ou moins haute dose, et à continuer, dans l'intention d'obtenir ou l'expulsion du polype de la cavité utérine dans le vagin, ou une dilatation suffisante du col qui permette d'opérer l'ablation. Cette pratique, si rationnelle en apparence, n'a jamais, ou à peu près, fourni les résultats qu'on en attendait; et de plus, elle a, ainsi constituée, presque toujours été suivie d'accidents qu'il a fallu combattre ensuite. C'est au moins ce qui résulte des observations que j'ai consultées, et notamment de celles qui appartiennent à M. Huguier. Dans quatre de ces observations, on voit les malades prises de douleurs vives à l'hypogastre avec vomissements, même plusieurs jours après la cessation de l'usage de l'ergot.

Voici ce que j'ai observé moi-même pendant l'usage du seigle ergoté, notamment dans mon observation 1re. Pendant l'administration de l'ergot, la matrice se contracte, et par suite on obtient une dilatation du col. Mais une à deux heures après, le col devient rigide, le museau de tanche se resserre, et il est impossible d'opérer; de telle sorte que, quand on veut opérer à une heure indiquée, il faut donner le seigle ergoté par fractions, de demi-heure en demi-heure, de façon que la dernière prise corresponde à peu près au moment fixé pour l'opération. Alors on trouve le col aussi dilaté que possible, et permettant l'introduction du doigt et des instruments.

Ordinairement 2 grammes d'ergot en huit paquets, un toutes les demi-heures, suffisent pour le but à atteindre.

J'estime que généralement on pourra se passer de ce médicament quand on voudra attendre, pour opérer, l'apparition des règles. C'est surtout ici qu'il faut savoir choisir son moment pour agir. Il ne doit y avoir que les cas pressants, exceptionnels, qui puissent faire départir de cette ligne de conduite. Une fois l'opération terminée, reste à examiner soigneusement l'état du col, si on ne l'a déjà fait antérieurement, et à s'assurer s'il n'existe pas une ulcération de la muqueuse au point d'insertion du pédicule.

Le col peut être le siége de subphlegmasie et offrir des granulations plus ou moins nombreuses; la muqueuse de revêtement peut offrir des lésions d'une autre nature. En tous cas, quand il y a ulcération au point d'insertion du pédicule, il ne faut pas hésiter à porter le cautère actuel sur cette ulcération pour déterminer une eschare. La réparation se fait ensuite plus rapidement et plus sûrement. L'état granuleux et hypertrophique de la muqueuse nécessite, à mon sens, la même cautérisation, et toutes les fois qu'il se présente sous une forme bien accentuée, je n'hésite jamais à cautériser avec le fer rouge.

J'ajoute, en finissant, que la cautérisation au fer rouge du point d'insertion du pédicule, quand elle est possible, est d'une bonne pratique, parce qu'elle enlève presque toute chance de répullulation du polype sur place et qu'elle procure une cicatrisation plus rapide.

FIN.

www.ingramcontent.com/pod-product-compliance
Lightning Source LLC
LaVergne TN
LVHW010823150926
848035LV00047BA/1211